恶性肠梗阻诊断与治疗

主编　廖子君

陕西新華出版
陕西科学技术出版社
Shaanxi Science and Technology Press
西安

图书在版编目(CIP)数据

恶性肠梗阻诊断与治疗 /廖子君主编．—西安：陕西科学技术出版社，2023.5

ISBN 978-7-5369-8697-8

Ⅰ.①恶… Ⅱ.①廖… Ⅲ.①肠梗阻—诊疗 Ⅳ.①R574.2

中国国家版本馆 CIP 数据核字(2023)第 067800 号

恶性肠梗阻诊断与治疗

EXING CHANGGENGZU ZHENDUAN YU ZHILIAO

廖子君 主编

责任编辑 付 琨
封面设计 曾 珂

出 版 者 陕西科学技术出版社
西安市曲江新区登高路 1388 号陕西新华出版传媒产业大厦 B 座
电话(029)81205187 传真(029)81205155 邮编 710061
http://www.snstp.com
发 行 者 陕西科学技术出版社
电话(029)81205180 81206809
印 刷 广东虎彩云印刷有限公司
规 格 885mm×1168mm 32 开本
印 张 6.875
字 数 20 千字
版 次 2023 年 5 月第 1 版
2023 年 5 月第 1 次印刷
书 号 ISBN 978-7-5369-8697-8
定 价 65.00 元

《恶性肠梗阻诊断与治疗》
编　委　会

主　编　廖子君

副主编　张彦兵　王玉珍

编　委　（按姓氏拼音排序）

车向明（西安交通大学附属第一医院）

李丽娜（陕西省肿瘤医院）

李索妮（陕西省肿瘤医院）

梁　民（陕西省咸阳市第一医院）

廖子君（陕西省肿瘤医院）

马龙安（陕西省肿瘤医院）

马婕群（陕西省肿瘤医院）

王　警（北京大学肿瘤医院）

王玉珍（陕西省肿瘤医院）

徐　瑞（陕西省肿瘤医院）

张聚良（空军军医大学西京医院）

张彦兵（陕西省肿瘤医院）

张月明（中国医学科学院肿瘤医院）

郑　琪（陕西省肿瘤医院）

前　言

恶性肠梗阻(malignant bowel obstruction，MBO)是指由原发性或转移性恶性肿瘤引起的肠道堵塞，导致肠道内容物无法正常排出的一种严重并发症。

无论是肿瘤内科，还是肿瘤外科(尤其是腹部肿瘤外科、妇科肿瘤外科)，恶性肠梗阻均很常见。

回顾性研究及尸检报告显示，5%～43%的晚期肿瘤患者可发生 MBO。临床上，最常见并发肠梗阻的原发肿瘤为胃肠道肿瘤及妇科肿瘤，胃癌为 35%～45%，结直肠癌为 10%～28%，而在晚期卵巢癌患者中的 MBO 发生率可高达 51%。

发生于小肠部位的梗阻概率较大肠部位的概率更高，小肠梗阻的发生率为 50%～61%，大肠梗阻的发生率为 33%～37%。MBO 可以是单段梗阻，亦可为多段梗阻。在卵巢癌并发 MBO 的尸检病例中发现，梗阻同时累及大肠、小肠的比例高达 79%。

MBO 发生原因是多因素的，一般分为机械性梗阻与功能性梗阻 2 大类。机械性梗阻主要有腔外梗阻与腔内梗阻，腔外梗阻如肠系膜和大网膜肿块、粘连和纤维化引起的梗阻，肠内肿瘤生长引起的梗阻为腔内梗阻。功能性障碍的原因是肠道运动功能障碍，这可能是由于肿瘤浸润肠系膜，神经和(或)腹腔丛、肠丛，以及副瘤综合征。此外，非恶性因素可能诱发或加重晚期癌症患者的肠梗阻，包括便秘/粪便嵌塞、药物因素(如阿片类药物、腹腔内化疗)、纤维化和既往手术及放射治疗所致的粘连。

腔内梗阻主要是发生于结直肠内的肿瘤阻塞肠道，导致无法排便、排气，或肠道狭窄，仅能少许排便、排气，一般多为单段梗阻，通常切除原发肿瘤后，梗阻即可迅速解除。

腔外梗阻主要是原发肿瘤腹膜腔种植转移(如大网膜、肠系膜、腹膜种植转移)与腹腔肿块压迫肠管而导致 MBO。

腹膜腔转移(peritoneal carcinomatosis，PC)在各种恶性肿瘤尤其是晚期肿瘤患者中的发生率极高。所谓腹膜腔转移，是指原发灶癌细胞经血行、淋巴或腹膜直接种植生长所致的肿瘤转移。大网膜是连接胃大弯和横结肠的腹膜，临床上以大网膜转移癌更多见，常由结肠癌、胃癌、原发性肝癌、卵巢癌等原发癌转移所致。大网膜转移癌可以使肠管受压发生机械性肠梗阻，是恶性肠梗阻最常见的病理类型。

卵巢上皮癌极易广泛种植在腹膜及腹腔脏器浆膜面，其肿瘤腹膜转移率可达 85%～100%，导致 MBO 的发生率高达 17.6%～35%；腹膜转移亦是进展期胃癌最常见的转移形式，而 MBO 是胃癌腹膜转移发生后的主要临床表现之一，此类患者占 MBO 患者总数的 30%～40%。

MBO 病理变化众多。MBO 发生后，肠腔内容物累积，破坏肠道上皮细胞并引发炎症，导致肠道水肿、充血和产生炎性介质；肠腔内压增高，导致肠壁静脉回流障碍，肠壁充血水肿；随着病情进展，肠壁动脉血运受阻，动脉内血栓形成，肠壁坏死、穿孔；肠腔内大量液体积聚，细菌繁殖，引起全身一系列病理变化，如水电解质平衡紊乱、酸碱失衡、循环血容量减少、细菌毒素入血、感染、中毒等，病情严重者引起多器官功能衰竭，最终导致休克、死亡。

临床上，根据梗阻部位不同，可将 MBO 分为高位肠梗阻与低位肠梗阻；根据梗阻的程度不同，可将其分为不完全性肠梗阻与完全性肠梗阻。MBO 影像学检查主要包括 X 线腹部立卧位平片、腹部 CT 或 MRI，全身 PET－CT 不作为常规检查，除非原发肿瘤不明。

MBO 诊断标准主要是有明确的恶性肿瘤组织或细胞病理学诊断，出现明显的腹痛、腹胀、恶心、呕吐等症状，伴或不伴肛门停止排气或排便；腹部 X 线平片或 CT 可见肠腔明显扩张，以及多个气液平面，或伴有腹水征象。

MBO 治疗的关键是降低肠内压，有效排出肠内容物，从而改善肠壁血运，预防各种并发症的发生。

目前，MBO 的治疗方法可分为手术治疗与非手术治疗，手术治疗包括根治性肿瘤切除手术、舒缓性手术、短路手术及造瘘术；非手术治疗包括胃肠减压（如肠梗阻导管引流、支架置入），对症治疗（如止吐、止痛、抑酸等），营养支持治疗（如补充糖、电解质、维生素、氨基酸、脂肪乳，或输血浆、红细胞等），抗感染，中药口服、灌肠通便，以及腹腔热灌注化疗、系统化疗、分子靶向治疗、抗肿瘤血管生成治疗、免疫检查点抑制治疗等。

虽然目前治疗方法众多，但有初始就诊的 MBO 患者，亦有复发、转移的 MBO 患者，且不同的 MBO 患者其临床表现轻重缓急（不完全性、完全性）、影像学检查、原发肿瘤组织学类型、实验室检查、既往治疗情况、体能状态等差异较大，因此必须遵守个体化治疗原则，尽量进行多学科（MDT）讨论，制订合理的、可行的、微创的综合治疗方案。

除初始确诊的MBO患者外，多数患者通常经历过多种治疗手段，体能状态普遍较差，甚至呈恶液质，其治疗难度大，整体预后不良，中位生存时间为4～9个月。

截至目前，查阅众多网站，尚未见MBO相关专著出版。因此，陕西省抗癌协会罕见肿瘤专业委员会组织肿瘤内科、外科等临床专家，编写了《恶性肠梗阻诊断与治疗》一书。该书广泛查阅了国内外文献，系统介绍了MBO流行病学、病因病理、临床表现、影像学检查、诊断标准，以及胃肠减压方法、外科治疗（如根治性肿瘤切除、减瘤手术、造瘘手术等）及内科治疗（如止吐、止痛、通便、抑酸、营养等）、抗肿瘤治疗（如外科手术切除、内科系统治疗、腹腔热灌注治疗等）。全书层次清晰、语言精练、文献丰富，可为广大肿瘤专业临床医生诊疗MBO提供一定的帮助。

然而，时间仓促，加之编者水平有限，一定存在诸多缺陷与不足，诚望读者不吝赐教，以便再次编辑时修改完善，吾侪不胜感激。

廖子君

癸卯年（2023）·汉唐·长安

目　录

一　流行病学

恶性肠梗阻(malignant bowel obstruction，MBO)有广义、狭义之分，广义的MBO是指恶性肿瘤患者发生的所有肠梗阻，包括肿瘤本身所致的肠梗阻，亦包括非肿瘤直接所致的肠梗阻，如抗肿瘤治疗药物、癌痛治疗药物、腹部放射治疗(如放射性肠炎)等引起的肠蠕动缓慢而逐渐发展形成的肠梗阻；狭义的MBO特指肿瘤本身所致的肠梗阻。

MBO在MBO国际会议和临床规程委员会上被定义为：

(1)有肠梗阻临床证据(通过病史、体格检查和(或)放射学检查)；

(2)Treitz韧带远端的肠梗阻；

(3)诊断为不可治愈的腹腔内恶性肿瘤，或非腹腔内原发肿瘤但合并了腹腔疾病。

本书所指的MBO是原发性或转移性恶性肿瘤引起的肠道堵塞，导致肠道内容物无法正常排出，即狭义的MBO。

MBO是肿瘤内科、肿瘤外科临床常见的一种肿瘤并发症，多为晚期肿瘤患者伴发的终末期事件。[1-4]

虽然MBO的发病率不确定，但根据回顾性研究和尸检报告，5%～43%的晚期肿瘤患者可发生 MBO。[5-7] 最常见并发肠梗阻的原发肿瘤为胃肠道肿瘤及妇科肿瘤，MBO 估计发生在 10%～28%的胃肠道肿瘤患者中，在晚期卵巢癌患者中的发生率高达 51%。[8]

相关文献报道[9-16]，卵巢癌发生 MBO 概率为 5.5%～51%，胃癌为 35%～45%，结直肠癌为 10%～28%；其他肿瘤，如胰腺癌、胆囊癌、原发性肝癌、肺癌、黑色素瘤等腹腔转移亦可发生 MBO，但通常发生率较低。[17]

发生于小肠部位的梗阻概率较大肠部位的概率更高，小肠梗阻的发生率为 50%～61%，大肠梗阻的发生率为 33%～37%。MBO 可以是单段梗阻，亦可为多段梗阻。在卵巢癌并发 MBO 的尸检病例中发现，梗阻同时累及大肠、小肠的比例高达 79%。[18] 文献报道[12]，20%以上的 MBO 患者大肠和小肠同时受累。

卵巢癌合并的 MBO，占癌性小肠梗阻的 50%，占癌性大肠梗阻的 37%[4]；临床上，10%～30%的结直肠癌患者因恶性肠梗阻就诊[19-21]，由左半结直肠癌引起的急性肠梗阻约占结直肠癌肠梗阻的 77%。[22]

值得一提的是，晚期肿瘤常因腹膜腔播散而引起肠梗阻，腹膜腔转移（peritoneal carcinomatosis，PC）在各种恶性肿瘤尤其是晚期患者中的发生率极高。腹膜腔转移是晚期胃癌患者死亡的首要原因之一。所谓腹膜腔转移，是指原发灶癌细胞经血行、淋巴或腹膜直接种植生长所致的肿瘤转移。[23-24] 大网膜是连接胃大弯和横结肠的腹膜，由 4 层腹膜折叠而成，大网膜原发肿瘤非常罕见，临床上以大网膜转移癌更多见，常由结肠癌、胃癌、肝癌、卵巢癌等原发癌转移所致。[25]大网膜转移癌可以使肠管受压发生机械性肠梗阻，是恶性肠梗阻最常见的病理类型。

卵巢上皮癌极易广泛种植在腹膜及腹腔脏器浆膜。有作者报道[26]，卵巢恶性肿瘤腹膜转移率可达85%～100%，导致MBO的发生率高达17.6%～35%。[27－32]

腹膜转移是进展期胃癌最常见的转移形式，而MBO是胃癌腹膜转移发生后的主要临床表现之一[33－34]，此类患者占MBO患者总数的30%～40%。[35－36]近20%的胃癌患者在术前或术中诊断有腹膜转移[37]，T3、T4及N＋胃癌患者腹膜转移发生率为25%，而T1、T2及N0患者仅为4%[38]；N＋胃癌患者发生腹膜转移风险较N0患者高出3.84倍[39]，有淋巴结外浸的胃癌患者腹膜转移风险上升近18倍[40]；与BorrmannⅠ、BorrmannⅡ型胃癌患者相比，BorrmannⅢ、BorrmannⅣ型胃癌患者的腹膜转移风险高出2.06倍[41]；弥漫型胃癌患者中腹膜转移发生率高达80%以上。[42]

晚期结直肠癌患者常合并腹膜转移，转移发生率高达40%～80%[43－47]，肠梗阻是该类患者中较为常见的并发症[48]，结直肠癌腹膜转移患者往往较肝转移或肺转移患者的预后更差。[49－50]

肺癌亦可发生腹膜腔转移，但发生率极低。尸检发现，肺癌患者腹膜腔转移的发生率为2.7%～16%[51]，但大样本的研究发现，腹膜腔转移的临床检出率远低于尸检。2001年，国外一项大样本研究提示[52]，总体肺癌腹膜腔转移的发生率为1.2%(12/1041)；2016年，中国一项研究显示[53]，非小细胞肺癌(NSCLC)患者腹膜腔转移发生率为0.84%(24/2872)；2019年，中国另一项单中心临床调查发现[54]，836例NSCLC患者中腹膜转移患者仅12例，腹膜腔转移发生率为1.44%。

参考文献

[1]Ripamonti C，Easson AM，Gerdes H. Management of malignant bowel obstruction[J]. Eur J Cancer，2008，44(8)：1105－1115.

[2]Anthony T，Baron T，Mercadante S，et al. Report of the clinical protocol committee：development of randomized trials for malignant bowel obstruction[J]. J Pain Symptom Manage，2007，34(Suppl 1)：S49—S59.

[3]赵禹博，王锡山. 恶性肠梗阻的诊断与治疗[J]. 中华结直肠疾病电子杂志，2015，4(5)：80－81.

[4]成红艳，李苏宜. 恶性肠梗阻的诊治进展[J]. 肿瘤学杂志，2014，20(8)：625－630.

[5]Krouse RS. Surgical management of malignant bowel obstruction[J]. Surg Oncol Clin N Am，2004，13(3)：479－490.

[6]Davis MP，Nouneh C. Modern management of cancer－related intestinal obstruction[J]. Curr Pain Headache Rep，2001，5(3)：257－264.

[7]杨维良，张新晨，孙东升，等. 十二指肠空肠吻合术治疗肠系膜上动脉综合征的评价[J]. 中国现代普通外科进展，2014，17(9)：673－677.

[8]Cousins SE，Tempest E，Feuer DJ. Surgery for the resolution of symptoms in malignant bowel obstruction in advanced gynaecological and gastrointestinal cancer[J]. Cochrane Database Syst Rev，2016，

1: CD002764.

[9]Soriano A, Davis MP. Malignant bowel obstruction: individualized treatment near the end of life[J]. Cleve Clin J Med, 2011, 78(3): 197 - 206.

[10]Ripamonti C, Bruera E. Palliative Management of Malignant Bowel Obstruction[J]. Int J Gynecol Cancer, 2002, 12(2): 135 - 143.

[11]Ferguson HJ, Ferguson C, Speakman J, et al. Management of intestinal obstruction in advanced malignancy[J]. Ann Med Surg (Lond), 2015, 4(3): 264 - 270.

[12]Ripamonti C, Twycross R, Baines M, et al. Clinical - practice recommendations for the management of bowel obstruction in patients with end - stage cancer [J]. Support Care Cancer, 2001, 9 (4): 223 - 233.

[13]Dindo D, Demartines N, Clavien PA. Clavien Classification of surgical complications: a new proposal with evaluation in a cohort of 6336 patients and results of a survey[J]. Ann Surg, 2004, 240(2): 205 - 213.

[14]Miller G, Boman J, Shrier I, et al. Small - bowel obstruction secondary to malignant disease: an 11 - year audit[J]. Can J Surg, 2000, 43(5): 353 - 358.

[15]Nelen SD, van Putten M, Lemmens V, et al. Effect of age on rates of palliative surgery and chemotherapy use in patients with locally advanced or metastatic gastric cancer[J]. Br J Surg, 2017, 104(13): 1837 - 1846.

[16]Cousins SE, Tempest E, Feuer DJ. Surgery for the resolution of symptoms in malignant bowel obstruction in advanced gynaecological and gastrointestinal cancer[J]. Cochrane Database Syst Rev, 2016, 2016(1): CD002764.

[17]Krouse RS. Malignant bowel obstruction[J]. Journal of surgical

oncology，2019，120(1)：74－77.

[18] Dvoretsky PM，Richards KA，Angel C，et al. Distribution of disease at autopsy in 100 women with ovarian cancer[J]. Hum Pathol，1988，19(1)：57－63.

[19] Huang X，Lv B，Zhang S，et al. Preoperative colonic stents versus emergency surgery for acute left－sided malignant colonic obstruction：a meta－analysis[J]. J Gastrointest Surg，2014，18(3)：584－591.

[20] Kaplan J，Strongin A，Adler DG，et al. Enteral stents for the management of malignant colorectal obstruction[J]. World J Gastroenterol，2014，20(37)：13239－13245.

[21] Trompetas V. Emergency management of malignant acute left－sided colonic obstruction[J]. Ann R Coil Surg Engl，2008，90(3)：181－186.

[22] 魏林富. 经肛型肠梗阻导管置入在急性左半结直肠恶性梗阻中的应用效果分析[J]. 中国肛肠病杂志，2019，39(4)：8－10.

[23] Nashimoto A，Akazawa K，Isobe Y，et al. Gastric cancer treated in 2002 in Japan：2009 annual report of the JGCA nation wide registry[J]. Gastric Cancer，2013，16(1)：1－27.

[24] Fushida S，Oyama K，Kinoshita J，et al. Intraperitoneal Chemotherapy as a Multimodal Treatment for Gastric Cancer Patients with Peritoneal Metastasis[J]. J Cancer Ther，2013，4 (9A)：6－15.

[25] Nissan A，SLojadinovic A，Garofo A，et a1. Evidence－based medicine in the treatment of peritoneal carcinomatosis：Past，presenl，and future Ⅲ[J]. J Surg Oncol，2009，100：335－344.

[26] Rosep G，Piverm S，Tsukada Y，et al. Metastatic patterns in histological variants of ovarian cancer：an autopsy study[J]. Cancer，1989，64(7)：1508－1513.

[27] Chi DS，Phaeton R，Miner TJ，et al. A prospective outcomes a-

nalysis of palliative procedures performed for malignant intestinal obstruction due to recurrent ovarian cancer[J]. Oncologist，2009，14(8)：835－839.

[28]Mangili G，Aletti G，Frigerio L，et al. Palliative care for intestinal obstruction in recurrent ovarian cancer：a multivariate analysis[J]. Int J Gynecol Cancer，2005，15(5)：830－835.

[29]Tran E，Spiceland C，Sandhu NP，et al. Malignant Bowel Obstruction in Patients with Recurrent Ovarian Cancer[J]. Am J Hosp Palliat Care，2016，33(3)：272－275.

[30]Mooney SJ，Winner M，Hershman DL，et al. Bowel obstruction in eld[J]. Oncol，2013，129(1)：107－112.

[31]Kolomainen DF，Daponte A，Barton DP，et al. Outcomes of surgical management of bowel obstruction in relapsed epithelial ovarian cancer (EOC)[J]. Gynecol Oncol，2012，125(1)：31－36.

[32]Sartori E，Chiudinelli F，Pasinetti B，et al. Possible role of palliative surgery for bowel obstruction in advanced ovarian cancer patients[J]. Eur J Gynaecol Oncol，2010，31(1)：31－36.

[33]Gill RS，Al－Adra DP，Nagendran J，et al. Treatment of gastric cancer with peritoneal carcinomatosis by cytoreductive surgery and HIPEC：a systematic review of survival，mortality，and morbidity[J]. J Surg Oncol，2011，104(6)：692－698.

[34]Fujiwara Y，Takiguchi S，Nakajima K，et al. Neoadjuvant intraperi－toneal and systemic chemotherapy for gastric cancer patients with peritoneal dissemination[J]. Ann Surg Oncol，2011，18(13)：3726－3731.

[35]张岂凡，郑宏群，孙凌宇．胃癌腹腔转移所致恶性肠梗阻的诊治及营养支持策略[J]. 中国肿瘤临床，2014，41(12)：749－752.

[36]中国抗癌协会胃癌专业委员会．胃癌腹膜转移防治中国专家共识[J]. 中国医学前沿杂志(电子版)，2017，9(5)：29－40.

[37]Yonemura Y，Bandou E，Kawamura T，et al. Quantitative prognostic indicators of peritoneal dissemination of gastric cancer[J]. Eur J Surg Oncol，2006，32(6)：602-606.

[38]De Andrade JP，Mezhir JJ. The critical role of peritoneal cytology in the staging of gastric cancer：an evidence-based review[J]. J Surg Oncol，2014，110：291-297.

[39] Yoo CH，Noh SH，Shin DW，et al. Recurrence following curative resection for gastric carcinoma[J]. Br J Surg，2000，87(2)：236-242.

[40]Tanaka T，Kumagai K，Shimizu K，et al. Peritoneal metastasis in gastric cancer with particular reference to lymphatic advancement；Extranodal invasion is a significant risk factor for peritoneal metastasis [J]. J Surg Oncol，2000，75(3)：165-171.

[41]Huang B，Sun Z，Wang Z，et al. Factors associated with peritoneal metastasis in non-serosa-invasive gastric cancer：a retrospective study of a prospectively-collected database[J]. BMC Cancer，2013，13：57-61.

[42]Esaki Y，Hirayama R，Hirokawa K. A comparison of patterns of metastasis in gastric cancer by histologic type and age[J]. Cancer，1990，65(9)：2086-2090.

[43]Koppe MJ，Boerman OC，Oyen WJ，et al. Peritoneal carcinomatosis of colorectal origin：incidence and current treatments strategies[J]. Ann Surg，2006，243(2)：212-222.

[44]林泳，何媛，赵晶，等. 27年间77978例结肠镜下结直肠息肉和结直肠癌临床病理特征及变化趋势[J]. 中华消化杂志，2019，39(2)：106-110.

[45]Fumery M，Dulai PS，Gupta S，et al. Incidence，Risk Factors，and Outcomes of Colorectal Cancer in Patients with Ulcerative Colitis with Low-Grade Dysplasia：A Systematic Review and

Meta-analysis[J]. Clin Gastroenterol Hepatol, 2017, 15(5): 665-672.

[46]Shida D, Tsukamoto S, Ochiai H, et al. Long-Term Outcomes After R0 Resection of Synchronous Peritoneal Metastasis from Colorectal Cancer Without Cytoreductive Surgery or Hyperthermic Intraperitoneal Chemotherapy[J]. Ann Surg Oncol, 2018, 25(1): 173-178.

[47]王磊，蔡建，秦启元. 结直肠癌腹膜转移治疗的争议与思考[J]. 中华外科杂志，2018，56(8)：569-572.

[48]中国医师协会结直肠肿瘤专委会腹膜肿瘤专业委员会. 结直肠癌腹膜转移诊治中国专家意见(2017)[J]. 中华结直肠疾病电子杂志，2017，6(5)：360-366.

[49]张玉锋. 肠系膜上动脉灌注化疗治疗大网膜转移癌所致肠梗阻的疗效观察[J]. 介入放射学杂志，2015，24(2)：130-133.

[50]Franko J, Shi Q, Meyers JP, et al. Prognosis of patients with peritoneal metastatic colorectal cancer given systemic therapy: an analysis of individual patient data from prospective randomised trials from the Analysis and Research in Cancers of the Digestive System (ARCAD) database[J]. Lancet Oncol, 2016, 17(12): 1709-1719.

[51]武爱文，何国礼. 重视结直肠癌腹膜转移的合理诊断与治疗[J]. 中华消化外科杂志，2018，17(2)：138-142.

[52]Sereno M, Rodriguez-Esteban I, Gomez-Raposo C, et al. Lung cancer and peritoneal carcinomatosis[J]. Oncol Lett, 2013, 6(3): 705-708.

[53]Satoh H, Ishikawa H, Yamashita YT, et al. Peritoneal carcinomatosis in lung cancer patients[J]. Oncol Rep, 2001, 8(6): 1305-1307.

[54]Niu F Y, Zhou Q, Yang J J, et al. Distribution and prognosis of

uncommon metastases from non - small cell lung cancer[J]. BMC Cancer，2016，16：149.

[55]曹宝山，刘燕娥，尹文琤，等．非小细胞肺癌腹膜转移预后因素的单中心回顾性分析[J]. 中国肺癌杂志，2019，22(3)：143 - 150.

二 病因病理

1 病因分类

MBO发生原因是多因素的，一般分为机械性梗阻与功能性梗阻2大类。[1]机械性梗阻主要有腔外梗阻与腔内梗阻，腔外梗阻如肠系膜和大网膜肿块、粘连和纤维化引起的梗阻，肠内肿瘤生长引起的梗阻为腔内梗阻。功能性障碍的原因是肠道运动功能障碍，这可能是由于肿瘤浸润肠系膜，神经和(或)腹腔丛、肠丛，以及副瘤综合征。

此外，非恶性因素可能诱发或加重晚期癌症患者的肠梗阻，包括便秘/粪便嵌塞、药物因素(如阿片类药物、腹腔内化疗)、纤维化和既往手术及放射治疗所致粘连。

通常根据其发生的直接与间接原因分类，可更好地指导临床治疗方案的选择，故临床上亦可将MBO分为癌性肠梗阻与非癌性肠梗阻2大类。[2-3]张楠等[4]对国内外5923例肠梗阻患者进行统计分析，肠粘连是所有肠梗阻发病因素的首要原因，恶性肿瘤引起的肠梗阻是第二大原因。

1.1 癌性肠梗阻

癌性肠梗阻特指肿瘤直接侵犯(如侵犯肠系膜、肠肌肉及肠神经等)、腹膜腔种植转移、外在压迫等所引起的机械性肠梗阻，腹膜腔种植转移所致的MBO临床以小肠梗阻多见，原发肿瘤主要为卵巢癌、结直肠癌、胃癌等，结肠梗阻以原发性结肠癌为主要原发肿瘤。[5-6]

肠道的神经支配包括内在神经系统和外在神经系统，肠道环形肌与纵行肌之间存在肌间神经丛，其运动神经元支配平滑肌细胞，属肠道内在神经系统，为调节小肠运动的主要神经。

在肠系膜内，沿肠系膜上动脉及其分支分布有支配小肠的交感、副交感神经，属肠道的外在神经系统。

肿瘤本身导致的肠梗阻主要原因有二，一是肿瘤生长时压迫肠腔或引起网膜粘连导致的机械性梗阻，二是肿瘤生长浸润到胃肠神经丛影响胃肠蠕动导致的功能性梗阻。

卵巢癌合并恶性肠梗阻的主要原因，一方面是由于原发肿瘤压迫，卵巢癌肠道转移，肠系膜、网膜肿瘤性粘连、压迫引起的机械性肠梗阻；另一方面是由于肿瘤浸润肠系膜及肠壁肌层引起的肠道神经功能紊乱。

1.2 非癌性肠梗阻

非癌性肠梗阻是指腹盆腔肿瘤手术后腹腔或盆腔粘连，放疗后肠纤维化、放射性肠腔狭窄，抗肿瘤药物(如化疗药物、靶向治疗药物)发生的神经毒性导致的麻痹性肠梗阻，低钾血症出现肠蠕动减弱、阿片类药物所致便秘及粪便嵌塞，以及肿瘤腰骶椎转移压迫脊神经导致的肠蠕动障碍。[7]非癌性因素所致梗阻占整个MBO的3%～

48%。[8]一项针对晚期肿瘤患者的回顾性研究发现[9]，在引发肠梗阻的具体原因中，与肿瘤直接相关的占 68%，与粘连直接相关的占 20%，病因不明的占 12%。

引起麻痹性肠梗阻的抗肿瘤药物主要有长春碱类(如长春新碱、长春花碱酰胺)、硼替佐米。[10]长春新碱可渗入植物神经细胞中，引起肠道自主神经功能障碍，影响肠道平滑肌收缩或局部神经信号传导，药物的直接刺激使肠内容物在肠道通过受到阻碍，肠内容物不能向下运行，引起肠蠕动减慢，严重时可发生麻痹性肠梗阻。[11-16]有作者报道[17]，在 682 例患者使用长春碱类药物化疗的病例中，发生麻痹性肠梗阻的有 8 例，发生率为 1.17%。

硼替佐米作为治疗多发性骨髓瘤的首选药物，其常见不良反应为外周神经炎及消化道症状，严重者可发生麻痹性肠梗阻，但发生率很低。张丽等[18]报道了 35 例接受硼替佐米联合化疗的多发性骨髓瘤患者，发生外周神经病变者 13 例；王雪等[19]统计了 53 篇报道文献，涉及硼替佐米所致不良反应 62 例，其中肠梗阻 3 例。Ling 等[20]指出，硼替佐米发生周围神经病变的机制尚不明了，严重程度通常与剂量有关。

2 病理变化

MBO 病理变化众多，但肠道内液体分泌一吸收平衡破坏是 MBO 的关键性病理变化。[21-23]

恶性肠梗阻最早、最直接的影响是肠道功能，肠蠕动功能障碍是恶性肠梗阻最突出的局部病理变化之一，可引起恶心、呕吐等症状。

肿瘤浸润神经、抗肿瘤药物等引起的肠梗阻多为慢性肠梗阻，平滑肌细胞、间质卡哈尔细胞等遭到破坏，炎性反应引起大量淋巴细胞、嗜酸性粒细胞、肥大细胞等浸润神经肌肉接头，非炎性反应如线粒体功能紊乱引起严重的肠运动障碍。

2.1 局部病理变化

梗阻发生后，肠腔内容物累积，从而增加了肠道上皮面积，胃、胰腺以及胆管分泌物，水、盐的积累，破坏肠道上皮细胞并引发炎症，导致肠道水肿、充血和产生炎性介质(如前列腺素、血管活性肠肽和疼痛介质等)。

梗阻发生后，肠腔内压增高，导致肠壁静脉回流障碍，毛细血管及小静脉淤血，肠壁充血水肿；随着病情进展，肠壁动脉血运受阻，动脉内血栓形成，肠壁坏死、穿孔。梗阻部位的炎性反应还可引起肿瘤周围水肿，瘤体增大，进一步导致病情恶性循环。[23]

2.2 全身病理变化

随着梗阻进一步发展，肠腔内大量液体积聚，细菌繁殖，引起全身一系列病理变化，如水电解质平衡紊乱、酸碱失衡、循环血容量减少、细菌毒素入血、感染、中毒等，病情严重者引起多器官功能衰竭，最终导致休克、死亡。[24]

小肠是人体极为重要的消化器官，并具备激素分泌功能。当小肠发生梗阻时，肠壁扩张，肠蠕动受限，食物通过肠道的时间显著延长，其中水分被肠道进一步吸收，导致肠道功能受限甚至被破坏，进一步延缓了食物的通过速度，形成恶性循环，使得肠梗阻症状不断加重。[25]

2.3 营养代谢变化

肠道不仅是营养物质吸收的主要场所，还通过触发神经体液反馈机制调节物质代谢。

当肠梗阻导致肠道功能紊乱时，尽管肠表面积增加，但扩张的肠管每单位表面积的吸收能力显著降低，肠黏膜对葡萄糖、蛋白质、脂肪等基础营养物质的吸收明显受阻，而分泌功能增加，导致代谢紊乱；由于支链氨基酸、葡萄糖等在维持肠道屏障功能及肠道稳态中发挥着重要作用，因此代谢紊乱又会进一步加重肠道功能紊乱。[26－27]

20 世纪初，Gadducci 等[28]发现，肿瘤组织可产生大量促分解物质，如脂肪动员因子、蛋白水解诱导因子，导致患者体内糖代谢及脂肪酸代谢水平上升，患者静息能量消耗(resting energy expenditure，REE)增加，引起营养不良及恶液质。其后的研究显示，胃肠道及妇科肿瘤患者出现厌食、肠梗阻，其特征为 REE、肌肉质量下降和蛋白质分解代谢增加。[29] 2019 年，Keeley 等[30]的研究发现，肠梗阻缺血患者血糖水平明显高于对照组。

恶性肠梗阻可导致大量储存的脂肪消耗，氨基酸、甘油和乳酸等则进行糖异生作为能量供应者。

乳酸是肠屏障功能受损导致的肠道衰竭和内毒素血症的敏感标志物[31]，通过肠黏膜内 pH 值、乳酸水平可评估肠梗阻时肠黏膜损伤程度：当肠黏膜损伤严重时，黏膜内 pH 值明显降低，而乳酸水平升高。[32－33]

小肠是血瓜氨酸的主要来源，肠梗阻后小肠上皮遭到破坏，小肠组织和血循环中瓜氨酸水平可反映残存的小肠上皮细胞数量。瓜氨酸水平越低，提示小肠上皮损害越严重。[34]

2.4 电解质紊乱、酸碱平衡失调

恶性肠梗阻时，胃、胆汁等分泌物刺激阻塞部位近端肠道分泌，肠腔中水、钠分泌增加而吸收减少，肠壁及周围炎性反应加剧液体分泌。当恶性肠梗阻导致胃肠道分泌物在肠腔积聚、再吸收过程失败时，肠道继续流失液体与电解质，发生“扩张—分泌—扩张”之恶性循环。[23]

恶性肠梗阻患者伴呕吐时，可导致机体丢失 K^+、H^- 及 Cl^-，出现电解质紊乱。[35]

严重脱水可刺激肾小管重吸收碳酸氢盐并失去氯，发生代谢性碱中毒。[36]肠梗阻时，近端肠道扩张，分泌物和气体会增加管腔压力，静脉回流受阻加剧水肿和充血，动脉血流受阻导致肠缺血，局部酸性代谢产物增加，引起代谢性酸中毒。[37]

2.5 肠道菌群紊乱

肠道是一个巨大的细菌库，生理性分泌、肠道内原籍菌，被认为是人类的“第二基因组”，可制约致病菌，影响肠道生理功能、新陈代谢、营养和免疫功能等。

正常情况下，肠上皮细胞之间的紧密连接及免疫细胞均对肠道内细菌及其产物进行阻挡及限制，但发生恶性肠梗阻后，肠道屏障功能受到损害，肠道内细菌负荷可能会超过宿主防御能力，铜绿假单胞菌、大肠埃希菌、表皮葡萄球菌、念珠菌和肠球菌等较易发生易位，肠道正常生态平衡遭到破坏。[38] Hegde 等[39]的研究发现，从门级别来看，变形杆菌和肠杆菌的丰度在肠梗阻模型中显著增加；从目级别来看，乳酸杆菌的丰度降低而变形杆菌的丰度提高。

肠道菌群失调所引发的内毒素血症和低程度炎性反应，以及糖脂代谢相关的信号通路异常均会不同程度地影响机体代谢。[40]

2.6 炎性反应

肠梗阻不仅引起肠蠕动功能改变，肠道屏障亦遭到破坏，肠壁灌注可能会减少，导致进行性肠缺血和坏死，黏膜缺血促进壁内细菌入侵，引发炎性反应。在肠梗阻大鼠的肠腔中发现存在严重的炎性反应，且伴随大量白蛋白渗出。[41]

有研究发现[42-43]，肠梗阻可破坏体内氧化还原平衡，而氧化应激引起炎性反应，加重肠梗阻及代谢紊乱，当补充超氧化物自由基清除剂超氧化物歧化酶时，可显著改善肠梗阻引起的肠扩张和黏膜损伤。

参考文献

[1]Ripamonti CI，Easson AM，Gerdes H. Management of malignant bowel obstruction[J]. Eur J Cancer，2008，44：1105－1115.

[2]马骏，霍介格．恶性肠梗阻的治疗现状与进展[J]．世界人消化杂志，2017，25(21)：1921－1927.

[3]边志民．恶性肠梗阻的治疗[J]．中国医师杂志，2020，22(11)：1601－1605.

[4]张楠，周振理，徐斌，等．5923 例急性肠梗阻的病因学变迁及中西医结合诊治[J]．中国中西医结合外科杂志，2013，19(6)：615－618.

[5]Segev Y，Segev L，Schmidt M，et al. Palliative care in ovarian carcinoma patients－a personalized approach of a team work：a review[J]. Arch Gynecol Obstet，2017，296(4)：691－700.

[6]苏宜，石汉平．恶性肠梗阻诊断治疗的临床路径[J]．肿瘤代谢与营养电子杂志，2014，1(3)：27－30.

[7]Ripamonti C，Bruera E. Palliative management of malignant bowel obstruction[J]. Int J Gynecol Cancer，2002，12(2)：135－143.

[8]Legendre H，Vanhuyse F，Caroli－Bosc FX，et al. Survival and quality of life after palliative surgery for neoplastic gastrointestinal obstruction[J]. Eur J Surg Oncol，2001，27(4)：364－367.

[9]Pujara D，Chiang YJ，Cormier JN，et al. Selective Approach for Patients with Advanced Malignancy and Gastrointestinal Obstruction[J]. Journal of the American College of Surgeons，2017，225(1)：53－59.

[10]沙科娅，裴仁治，朱艳，等．多发性骨髓瘤化疗后并发肠梗阻的临床分析[J]．临床血液学杂志，2011，24(11)：686－689.

[11]Elomaa I，Joensuu H，Blomqvist C. Vinorelbine，methotrexate and fluorouracil（VMF）as first-line therapy in metastatic breast cancer：a randomized phase Ⅱ trial[J]. Ann Oncol，2003，14：699-703.

[12]殷海涛，钱晓萍，刘宝瑞．盖诺致麻痹性肠梗阻1例及文献复习[J]．现代肿瘤医学，2006，1(14)：67-68.

[13]黄晓涛，冯培民，付丽，等．长春新碱致麻痹性肠梗阻1例病案分析[J]．肿瘤药学，2013，3(4)：316-318.

[14]沈丽蓉，楼芳．常规剂量长春新碱联合化疗致肠梗阻伴严重粒缺1例[J]．中国药学杂志，2009，44(9)：714.

[15]杨健舟，胡赛男．中西医结合治疗长春新碱导致麻痹性肠梗阻3例[J]．中国实用乡村医生杂志，2011，18(1)：46.

[16]刘纪营，范明文，靳振伟，等．长春新碱致麻痹性肠梗阻[J]．临床误诊误治，2008，21(3)：84-85.

[17]贾军，赵岚，张琴阳，等．长春碱类药物化疗引起的肠麻痹的治疗和预防探讨[J]．现代肿瘤医学，2007，15(3)：418-420.

[18]张丽，罗文达，沈健，等．含硼替佐米的联合化疗对多发性骨髓瘤的治疗效果及不良反应[J]．中华全科医学，2016，14(11)：1826-1828.

[19]王雪，董迪，甄健存．硼替佐米所致62例不良反应文献分析[J]．中国医院药学杂志，2017，37(24)：2467-2470，2485.

[20]Ling P，Ye X，Yun Z，et al. Meta-analysis of incidence and risk of peripheral neuropathy associated with intravenous bortezomib[J]. Suppor Care Cancer，2015，23(9)：2813-2824.

[21]吴铁成，邵永孚．恶性肠梗阻诊治进展[J]．国际外科学杂志，2007，34(10)：658-659.

[22]Ripamonti C，Easson AM，Gerdes H. Management of malignant bowel obstruction[J]. Eur J Cancer，2008，44(2)：1105-1115.

[23] Roeland E，von Gunten CF. Current concepts in malignant bowel obstruction management[J]. Curr Oncol Rep，2009，11(4)：298 - 303.

[24]李畅，陈林，孟祥博，等. 内镜下经鼻型肠梗阻导管在粘连性肠梗阻中的应用[J]. 中华腔镜外科杂志(电子版)，2016，9(3)：136 - 138.

[25]Chaudry TH，Jamil M，Niaz K，et al. Acute caecal volvulus：A diagnostic paradigm[J]. J Pak Med Assoc，2015，65(12)：1357 - 1359.

[26] Zhou H，Yu B，Gao J，et al. Regulation of intestinal health by branched - chain amino acids[J]. Anim Sci J，2018，89(1)：3 - 11.

[27] Thazhath SS，Wu T，Young RL，et al. Glucose absorption in small intestinal diseases[J]. Expert Rev Gastroenterol Hepatol，2014，8(3)：301 - 312.

[28]Gadducci A，Cosio S，Fanucchi A，et al. Malnutrition and cachexia in ovarian cancer patients：pathophysiology and management[J]. Anticancer Res，2001，21(4B)：2941 - 2947.

[29]Rigaud D，Hassid J，Meulemans A，et al. A paradoxical increase in resting energy expenditure in malnourished patients near death：the king penguin syndrome[J]. Am J Clin Nutr，2000，72(2)：355 - 360.

[30]Keeley JA，Kaji A，Kim DY，et al. Predictors of ischemic bowel in patients with incarcerated hernias[J]. Hernia，2019，23(2)：277 - 280.

[31]Ruan P，Gong Z，Zhang Q. Changes in plasma D(-)- lactate，diamine oxidase and endotoxin in patients with liver cirrhosis[J]. Hepatob Pancreat Dis，2004，3(1)：58 - 61.

[32]Juel I S，Solligard E，Skogvoll E，et al. Lactate and glycerol released to the intestinal lumen reflect mucosal injury and permea-

bility changes caused by strangulation obstruction[J]. Eur Surg Res, 2007, 39(6): 340-349.

[33]Parragar-OS E, Correa-Martin L, Sanchezmargallo FM, et al. Time-course evaluation of intestinal structural disorders in a porcine model of intra-abdominal hypertension by mechanical intestinal obstruction[J]. P LoS One, 2018, 13(1): e0191420.

[34]刘放南，谭力，罗楠，等．高效液相色谱法测定血清瓜氨酸与国人正常值[J]. 肠外与肠内营养，2004，11(2)：116-117.

[35]Ward JB, Keely SJ. Oxygen in the regulation of intestinal epithelial transport[J]. J Physiol, 2014, 592(12): 2473-2489.

[36]Wangensteen OH. Understanding the bowel obstruction problem [J]. Am J Surg, 1978, 135(2): 131-149.

[37]Mccaffey JF. Metabolic acidosis in acute intestinal obstruction[J]. Aust N Z J Surg, 1966, 36(2): 111-115.

[38]Costari DD, Rasslan R, Koike MK, et al. Bacterial translocation and mortality on rat model of intestinal ischemia and obstruction [J]. Acta Cir Bras, 2017, 32(8): 641-647.

[39]Hegde S, Lin YM, Golovko G, et al. Microbiota dysbiosis and its pathophysiological significance in bowel obstruction[J]. Sci Rep, 2018, 8(1): 13044-13052.

[40]Lin YM, Fu Y, Hegde S, et al. Microsomal prostaglandin E Synthase-1 plays a critical role in long-term motility dysfunction after bowel obstruction[J]. Sci Rep, 2018, 8(1): 8831-8837.

[41]Nellgard P, Cassuto J. Inflammation as a major cause of fluid losses in small-bowel obstruction[J]. Scand J Gastroenterol, 1993, 28(12): 1035-1041.

[42]Dewinter BY. Study of the pathogenesis of paralytic ileus in animal models of experimentally induced postoperative and septic

ileus[J]. Verh K Acad Geneeskd Belg，2003，65(5)：293－324.

[43]Lu RH，Chang TM，Yen MH，et al. Involvement of superoxide anion in the pathogenesis of simple mechanical intestinal obstruction[J]. J Surg Res，2003，115(2)：184－190.

三 临床表现

MBO可发生在小肠或大肠，梗阻可能是部分梗阻或完全性梗阻，可发生在一个肠段或多个肠段。[1]

MBO临床上，根据梗阻部位不同，可将其分为高位肠梗阻与低位肠梗阻；根据梗阻的程度不同，可将其分为不完全性肠梗阻与完全性肠梗阻。

MBO发生的病理生理过程，可导致患者腹痛、痉挛、腹胀、恶心、呕吐、没有排气和排便、偶尔腹泻的临床症状。

MBO症状通常是逐渐开始，当出现完全性梗阻后症状会变得更加频繁和严重，再次梗阻和营养不良非常常见，而营养不良是不良预后的独立预后因子。[2-5]

抗肿瘤药物所致的神经损害、副癌综合征性神经病变发生的肠梗阻，通常称为假性肠梗阻，临床表现与肿瘤性肠梗阻相似。

恶性肠梗阻，除原发肿瘤的表现外，其主要临床表现有腹胀、腹痛、恶心、呕吐、肛门停止排气排便等(表1)。

Tuca等[6]报道，MBO的恶心发生率约100%、呕吐87%～100%、腹痛72%～80%、腹胀56%～90%，部分患者在72h内腹胀无法缓解，也无大便排出的85%～93%。

查体可发现肠型、腹部压痛、肠鸣音亢进或消失等，晚期肿瘤患者骨骼肌消耗往往最先出现[7]，某些患者可表现为面颊及肢体消瘦。

不同类型MBO共同临床表现为腹胀，腹痛，恶心、呕吐，肛门停止排气、排便；若合并中—大量腹水，移动性浊音明显。

表1　MBO分类与临床表现特点

分类	临床表现特点
高位肠梗阻	腹胀不明显，恶心、呕吐症状明显，发生较早，呕吐物多为胃及十二指肠内容物
低位肠梗阻	腹痛(或呈绞痛)，腹胀较高位肠梗阻更为明显，同时伴有停止排气、排便的症状
不完全性肠梗阻	(1)呕吐：早期为反射性，晚期可为频繁呕吐，高位梗阻呕吐早、低位者呕吐迟； (2)腹胀：一般高位者不明显，低位或麻痹性者显著且范围广； (3)腹痛：多为阵发性绞痛； (4)肛门停止排便、排气：高位或梗阻早期仍可有排气，有绞窄者可排黏液血便； (5)查体可见肠型及蠕动波，肠鸣音亢进伴气过水声，腹膜炎、压痛及反跳痛为肠绞窄表现
完全性肠梗阻	(1)呕吐：一般而言，梗阻部位越高，呕吐出现的时间越早，次数亦越频繁； (2)腹胀：梗阻以上的肠腔内有明显的积气和积液，导致肠管膨胀，梗阻时间越长，腹胀越明显； (3)腹痛：表现为阵发性腹部绞痛，疼痛起病早、程度重，腹痛发作时，可伴有肠鸣音亢进；

表 1(续)

分类	临床表现特点
完全性肠梗阻	(4)停止排气、排便：肠内容物不能通过梗阻部位，梗阻以下的肠管处于空虚状态，表现为停止排气、排便； (5)查体可见腹部膨隆较明显，以及肠型及胃肠蠕动波； (6)腹部出现压痛，但无肌紧张与反跳痛，叩诊呈鼓音，听诊可有高亢的肠鸣音或气过水声，高调的金属音见于肠道内大量积气； (7)全身症状：症状显著，可表现为脉搏细弱，精神萎靡，电解质紊乱及酸碱平衡失调，甚至会发生休克，循环衰竭等

注：1. 高位肠梗阻：是指梗阻部位在十二指肠或空肠，导致肠内容物通过障碍的肠梗阻。

2. 低位肠梗阻：通常是指远端小肠或结肠、直肠的梗阻。

3. 不完全性肠梗阻：是指肠腔内容物可部分通过梗阻点，在腹部 X 片上显示梗阻点以下肠腔内有少量积气和积液，梗阻点以上的肠曲扩张程度较轻，结肠内有较多的气体。

4. 完全性肠梗阻：是指肠管被完全堵塞，导致肠内容物完全不能通过的肠梗阻。

参考文献

[1]Lee YC, Jivraj N, O'Brien C, et al. Malignant bowel obstruction in advanced gynecologic cancers: an updated review from a multidisciplinary perspective[J]. Obstet Gynecol Int, 2018: 186 - 238.

[2]National Audit of Small Bowel Obstruction Steering Group & Na-

tional Audit of Small Bowel Obstruction Collaborators. Outcomes following small bowel obstruction due to malignancy in the national audit of small bowel obstruction[J]. Eur J Surg Oncol, 2019, 45 (12): 2319－2324.

[3]Patel PS, Fragkos KC, Keane N, et al. Clinical and nutritional care pathways of patients with malignant bowel obstruction: a retrospective analysis in a tertiary UK center[J]. Nutr Cancer, 2021, 73: 572－587.

[4]Yim GW, Eoh KJ, Kim SW, et al. Malnutrition identifed by the nutritional risk index and poor prognosis in advanced epithelial ovarian carcinoma[J]. Nutr Cancer, 2016, 68: 772－779.

[5]Marshall KM, Loeliger J, Nolte L, et al. Prevalence of malnutrition and impact on clinical outcomes in cancer services: a comparison of two time points[J]. Clin Nutr, 2019, 38: 644－651.

[6]Tuca A, Guell E, Martinez－Losada E, et al. Malignant bowel obstruction in advanced cancer patients: epidemiology, management, and factors influencing spontaneous resolution[J]. Cancer management and research, 2012(4): 159－169.

[7]Tisdale MJ. Mechanisms of cancer cachexia[J]. Physiol Rev, 2009, 89(2): 381－410.

四 影像学检查

MBO 影像学检查主要包括 X 线腹部立卧位平片、腹部 CT 或 MRI，全身 PET－CT 不作为常规检查，除非原发肿瘤不明。

X 线腹部立卧位平片是诊断肠梗阻的常用检查方法。胃肠造影乃非常规方法，一般而言，小肠梗阻口服造影、结直肠梗阻灌肠造影可确定梗阻位置、范围及胃肠异常运动。因钡剂不能吸收，可能导致严重的梗阻，故 MBO 禁忌使用，推荐使用水溶性碘对比剂，亦可提供与钡剂相似的影像，且在某些情况下对一些可逆性梗阻可能有助于恢复肠道正常运动。

口服水溶性造影剂是碘造影剂，在普通 X 射线上不透明。最常使用的是泛影葡胺，是由泛三酸钠和泛三酸葡胺组成的高渗溶液，可用于预测保守治疗后小的粘连性 MBO 的缓解情况，也可减少手术和住院时间。

一项 Meta 分析评估了口服水溶性造影剂在 MBO 中的作用[1-2]，仅纳入了一项随机双盲、安慰剂对照、高偏倚风险研究，共有 9 例患者。这项研究评估了泛影葡胺与安慰剂在没有手术或内窥镜干预适应证的 MBO 中的作用，泛影葡胺鉴别或预测 MBO 是否缓解的情况没有被报道。一项回顾性研究评估了泛影葡胺在 MBO 治疗中的作用[3]，认为泛影葡胺是安全的。在 63 例活动性恶性肿瘤患者的亚组分析中，是否使用泛影葡胺在手术探查或住院时间方面没有差异。

腹部 CT 可评估肠梗阻部位及程度，还可评估肿瘤病变范围，为决定进一步治疗方案(如抗肿瘤治疗、手术治疗、支架治疗或药物治疗等)提供依据，同时还可用于术后随访。因此，推荐腹部 CT 扫描作为肠梗阻影像学诊断的首选方法。[4-6]但对于直径＜0.5cm 或位于盆腔及网膜的腹膜种植结节，CT 诊断有其局限性，准确率低于 20％。[7]

MRI 具有较高软组织分辨率，多序列成像，其肠梗阻积液信号对比明显，无须注入造影剂，尤其是磁共振弥散加权成像序列，有助于肠梗阻病因的良恶性判定。[8-10]有报道显示[11]，腹部 MRI 检查可发现肠壁的癌性浸润以及肿瘤的腹膜转移，可协助诊断恶性肠梗阻。

除高度怀疑直肠癌合并梗阻且需临床分期外，MRI 一般不作为常规推荐。

参考文献

[1]Syrmis W，Richard R，Jenkins - Marsh S，et al.. Oral water soluble contrast for malignant bowel obstruction[J]. Cochrane Database Syst Rev，2018，3(3)：CD012014.

[2]Lee C，Vather R，O'Callaghan A，et al. Validation of the phase Ⅱ feasibility study in a palliative care setting：gastrografin in malignant bowel obstruction[J]. Am J Hosp Palliat Care，2013，30：752 - 758.

[3] Khasawneh MA, Eiken PW, Srvantstyan B, et al. Use of the Gastrografin challenge in patients with a history of abdominal or pelvic malignancy. Surgery[J], 2013, 154: 769 - 775.

[4]明兵，李洪，马春，等．空回肠常见原发恶性肿瘤的多层螺旋CT诊断[J]. 实用放射学杂志，2011，27(6)：897 - 899.

[5]冯延欢．多排螺旋CT在恶性大肠梗阻中的诊断价值[J]. 中国普外基础与临床杂志，2011，18(11)：1199.

[6]陈光强，龚建平，纪建松，等．多层螺旋CT诊断肿瘤性肠梗阻的价值[J]. 临床放射学杂志，2006，25(8)：750 - 753.

[7]Tuca A, Guell E, Martinez - Losada E, et al. Malignant bowel obstruction in advanced cancer patients: epidemiology, management, and factors influencing spontaneous resolution[J]. Cancer Manag Res, 2012, 4: 159 - 169.

[8] Kirchhoff S, Ladurner R, Kirchhoff C, et al. Detection of recurrent hernia and intraabdominal adhesions following incisional hernia repair: a functional cine MRI - study[J]. Abdom Imaging, 2010, 35(2): 224 - 231.

[9]曲林涛，徐希春，程永远．植物性粪石所致小肠梗阻的MRI表现特征[J]. 中华放射学杂志，2013，47(1)：85 - 86.

[10]刘洪全，刘典夫，盖风．恶性肠梗阻的诊断方式与治疗方案探讨[J]. 中国实用杂志，2013，8(28)：27 - 28.

[11]Low RN, Chen SC, Barone R. Distinguishing benign from malignant bowel obstruction in patients with malignancy: findings at MR imaging[J]. Radiology, 2003, 228(1): 157 - 165.

五 诊 断

1 诊断方法

MBO是通过影像学证实的一种临床诊断，腹部X线拍片是最初被推荐的影像检查方式，但其检测MBO的灵敏度中等，在发现确切梗阻部位、梗阻原因或MBO并发症方面存在挑战[1]；增强CT在诊断精确度方面更有价值，美国放射学会推荐对疑似急性小的MBO患者使用腹腔和盆腔增强CT检查，对于怀疑间歇性或低级别MBO患者，推荐使用腹腔和盆腔增强CT检查或CT小肠造影检查。

MBO临床表现及影像学特点虽然简单，但病情复杂，所涉及的病理变化众多，其主要诊断方法有如下2点：

(1)通过症状、体征及主要影像学检查，明确肠梗阻的部位与程度。

(2)详细了解既往有无肿瘤病史，若既往患有恶性肿瘤，则需了解原发肿瘤临床分期、术后病理分期、组织病理学诊断(包括免疫组化、分子基因检测)与治疗情况(手术、化疗、放疗、靶向治疗等)；若无肿瘤病史，首先排除可能导致肠梗阻的良性疾病(如低钾血症、药物所致的麻痹性肠梗阻等)，进一步系统检查明确原发肿瘤部位并获得组织病理学诊断。

2 诊断标准

根据众多文献报道[2-3]，MBO诊断标准如下：

(1)已获得明确的恶性肿瘤组织或细胞病理学诊断；

(2)出现明显的腹痛、腹胀、恶心、呕吐等症状，伴或不伴肛门停止排气或排便；

(3)查体见腹部膨隆，叩诊呈鼓音，或伴有移动性浊音(合并腹水时)；肠鸣音减弱，或消失，或亢进；

(4)腹部X线平片或CT可见肠腔明显扩张，以及多个气液平面；或伴有腹水征象。

3 病情评估

对于恶性肿瘤患者发生MBO，在确定治疗方案前，必须首先明确是急性肠梗阻还是缓慢进展性肠梗阻，是不完全性肠梗阻还是完全性肠梗阻，是高位肠梗阻还是低位肠梗阻；其次还要进行如下病情综合评估：

(1)MBO明确诊断后，需评估患者一般状况，如心率、血压、体温及呼吸情况等生命体征，症状与体征表现程度，体能状态(ECOG－PS)。

(2)脏器功能评估，如对肝脏、肾脏、心脏、肺脏和骨髓造血功能等的检测。

(3)营养状态评估(PG－SGA法)，血清电解质、降钙素原血清水平测定。

(4)肿瘤学评估，包括原发肿瘤(如胃癌、左半结肠癌、右半结肠癌、直肠癌、卵巢癌、宫颈癌等)，肿瘤组织病理学诊断，临床分期，病理学分期，免疫组化(如胃肠肿瘤组织微卫星状态、HER－2 表达)，基因检测(如K/NRAS、BRAF 等)，既往肿瘤治疗方法、疗效与不良反应评价等。

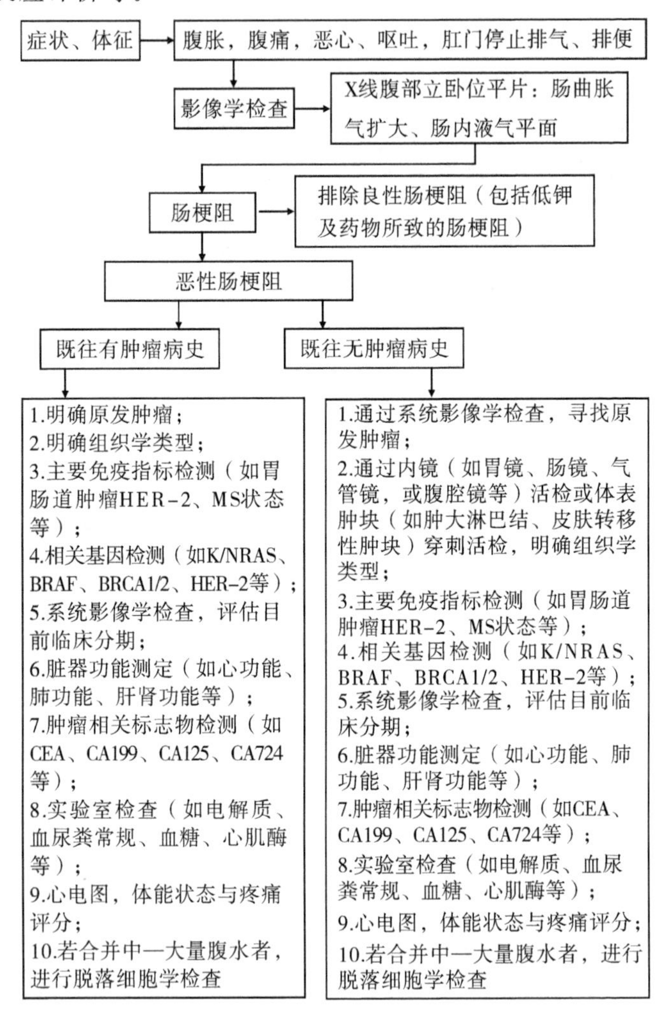

图 1　MBO 诊断流程图

参考文献

[1] Chang KJ，Marin D，Kim DH，et al. ACR appropriateness criteria suspected small - bowel obstruction[J]. J Am Coll Radiol，2020，17：s305 - s314.

[2]Anthony T，Baron T，Mercadante S，et al. Report of the clinical protocol committee：development of randomized trials for malignant bowel obstruction[J]. Journal of pain and symptom management，2007，34(1 Suppl)：S49 - S59.

[3]于世英，王杰军，王金万，等. 晚期癌症患者合并肠梗阻治疗的专家共识[J]. 中华肿瘤杂志，2007，29(8)：637 - 640.

六 治疗总论

1 概述

MBO 患者多数为缓慢进展的非急性、不完全性肠梗阻，其临床症状与梗阻的部位、程度有关。除初始确诊的 MBO 患者外，多数患者通常经历过多种治疗手段，体能状态普遍较差，甚至呈恶液质，整体预后不良，平均生存时间低于 3 个月。[1-2]因此，MBO 总体治疗以改善患者症状、提高生活质量为目的，尽量避免创伤较大的治疗，延长生存期是次要的。[3]

MBO 治疗的关键是降低肠内压，有效排出肠内容物，从而改善肠壁血运。[4]

临床上，医生对 MBO 患者病情的评估、对病情的了解和对患者情绪反应的认知是至关重要的[5]，应根据对患者预后的评估选择可考虑的干预措施。一般而言，提示 MBO 预后差的因素主要包括逐渐恶化的体力状况，出现其他临床症状、其他脏器恶性肿瘤进展。[6]实验室检查包括全身炎症反应(C 反应蛋白升高)、白蛋白减低、白细胞增多均与预后差有关。[7]

目前，MBO 的治疗方法可分为手术治疗与非手术治疗，手术治疗包括根治性肿瘤切除手术、舒缓性手术、短路手术及造瘘术；非手术治疗包括胃肠减压（如肠梗阻导管引流、支架置入），对症治疗（如止吐、止痛等），营养支持治疗（如补充糖、电解质、维生素、氨基酸、脂肪乳，或输血浆、红细胞等），抗感染，中药口服、灌肠通便，以及腹腔热灌注化疗、系统化疗、靶向治疗、抗肿瘤血管生成治疗、免疫靶向治疗等。[8-9]

虽然目前治疗方法众多，但有初始就诊的MBO患者，亦有复发、转移的MBO患者，且不同的MBO患者其临床表现轻重缓急（不完全性、完全性）、影像学检查、原发肿瘤组织学类型、实验室检查、既往治疗情况、体能状态等差异较大。因此，必须遵守个体化治疗原则，尽量进行多学科（MDT）讨论，制订合理的、可行的、微创的治疗方案。[10]

临床上相当部分MBO患者因高龄、术后复发、腹盆腔转移以及合并心肺肝肾功能不全、糖尿病等原因不能行手术治疗，一期、二期手术治疗MBO的变数很大，疗效存在争议，术后生活质量的改善不确切，且术后并发症、病死率、复发率均较高。因此，对于大部分的晚期MBO患者而言，最主要、最常用的治疗是非手术治疗。[101]

对于抗肿瘤药物所致的非机械性、麻痹性肠梗阻的治疗方法，可选择禁食、胃肠减压，使用胆碱能受体激动剂，静脉营养支持，预防性使用抗生素，大剂量复合B族维生素，以及药物（包括中药）导泻灌肠等。药物导泻灌肠可刺激肠壁神经末梢，在减轻患者痛苦的同时，有助于肠道功能恢复，适用于腹胀明显的患者。

2 NCCN－MBO处理原则

NCCN指南指出，MBO通常通过临床诊断及影像学检查进行确诊。初始就诊时，应对恶性肠梗阻的严重程度和原因进行评估，并就患者的病情和可选择的治疗方案与患者、家属和护理人员进行沟通。

应查明潜在可逆的病因以及恶性肿瘤病因并予以治疗。最终干预措施的选择应考虑预后以及操作的侵入性，以治疗目标为指导。

对于存活数年至数月的患者，CT扫描后进行手术是最主要的治疗方式。虽然手术可改善生活质量，也应与患者和家属讨论手术风险，包括死亡、并发症和再次梗阻的风险。

虽然手术是恶性肠梗阻的主要治疗方法，但对部分晚期肿瘤或一般较差的患者并不适合，需要替代治疗以缓解症状。

导致手术不良结果的危险因素，包括腹水，癌症扩散，明显的腹腔内肿块，多段肠梗阻，腹部进行过放疗，病情严重，较差的临床状态。对于这类患者，内科治疗包括药物治疗、静脉营养、内窥镜治疗及肠内导管(硅胶管较乙烯基管更舒适)治疗。

MBO的药物主要适用于2类患者，即以维持肠道功能为目标的患者与肠道功能不可能再恢复的患者。

当目标是保持肠道功能，患者可选择阿片类药物、止吐药物和皮质类固醇，单独或联合使用。

当肠道功能不可能再恢复时，药物选择还包括生长抑素类似物(如奥曲肽)和(或)抗胆碱能药物。若奥曲肽治疗有益，且患者的预期寿命至少为1个月，一旦确定奥曲肽的最佳剂量，应该考虑选择奥曲肽长效制剂。

止吐药可增加胃肠动力(如胃复安)，对于完全性梗阻患者不建议使用。如果是不完全性梗阻，止吐药可能是有益的。

鉴于奥曲肽的疗效和耐受性，建议诊断早期就使用。尽管几个较小的随机试验得到了阳性结果，但奥曲肽在86例MBO患者的Ⅲ期临床试验中，对于治疗呕吐、呕吐发作次数、症状管理和其他的次要研究目标均失败。

通过介入、内镜或手术下置入胃造瘘管或内窥镜下支架置入亦可缓解临床症状，全肠外营养对于预期寿命在数年至数月的患者，可提高生活质量。这些干预措施已被证明无法延长患者生存时间，但可能改善患者生活质量。

2.1 根据生存时间预测选择治疗方法

2022年第一版NCCN指南根据预测MBO患者生存时间，提出了相应的处理原则，具体如下。

2.1.1 生存时间以年、月计算

如果MBO患者生存时间预测超过1个月或1年，在选择治疗方案时应进行如下内容的评估：

(1)评估恶性肠梗阻的严重程度与原因；

(2)与患者或家属或护理人员就患者状况和治疗方案进行讨论；

(3)筛查和治疗潜在的可逆原因(如粘连、放疗所致狭窄、内疝)；

(4)评估肿瘤相关因素(如肿瘤大小、远处转移)；

(5)评估患者的治疗目标、预后，以及所选择干预措施的相对侵入性。

2.1.2 生存时间以周、日计算

如果 MBO 患者生存时间预测不超过数周或数日(接近死亡)，在选择治疗方案时应进行如下内容的评估：

(1)考虑内科治疗而不是外科治疗；

(2)评估患者的治疗目标，指导干预措施的选择；

(3)为患者或家庭或照顾者提供教育和支持；

(4)精神类药物治疗；

(5)静脉或皮下输液；

(6)肠内导管置入；

(7)内镜下治疗。

2.2 MBO 干预方法

2.2.1 手术治疗

(1)与患者或家属或护理人员讨论治疗方案：

1)手术死亡、并发症和再次阻塞的风险；

2)总体预后；

3)所提议干预措施的侵入性。

(2)导致手术不良结果的危险因素，包括腹水，癌症扩散，明显的腹腔内肿块，多段肠梗阻，腹部进行过放疗，病情严重，较差的临床状态等。

2.2.2 内镜治疗

(1)经皮内镜下胃造瘘管引流；

(2)内镜下支架置入。

2.2.3 介入治疗

胃造瘘管引流。

2.2.4 维持肠道功能的药物治疗

(1)经直肠，经皮、皮下或静脉给药。

(2)阿片类药物。

(3)与患者或家属或护理人员讨论治疗方案。

(4)止吐药。不建议使用增加胃肠道蠕动的止吐药，如胃复安。但对于不完全肠梗阻可能有益。

(5)皮质类固醇药物。

2.2.5 肠道功能不能正常维持时的药物治疗

(1)抗胃肠道分泌药物；

(2)静脉或皮下输液。

2.2.6 鼻饲管或胃管引流

(1)误吸风险增加；

(2)只有在其他措施不能减少呕吐的情况才考虑临床试验。

2.2.7 全肠外营养(TPN)

只有当可以改善预期生活质量或预期寿命以月或年计算时才考虑使用。

3 不完全性肠梗阻治疗流程

3.1 初始就诊，既往无肿瘤病史

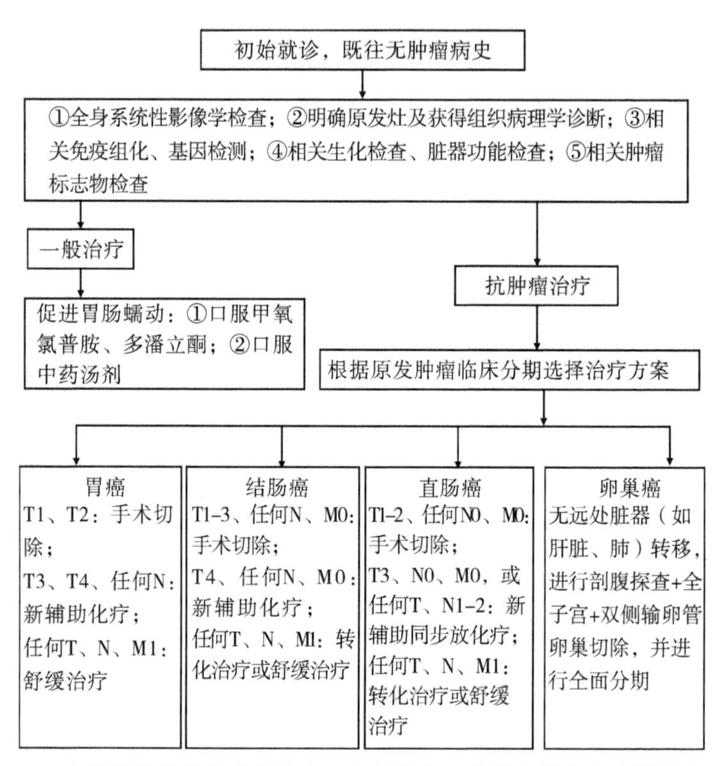

上述原发肿瘤患者合并中—大量腹水，且腹水脱落细胞学检查发现癌细胞，推荐腹水引流干净后，行腹腔热灌注化疗，并联合全身系统治疗。

图1 不完全性肠梗阻-既往无肿瘤病史治疗流程图

3.2 初始就诊，既往有肿瘤病史

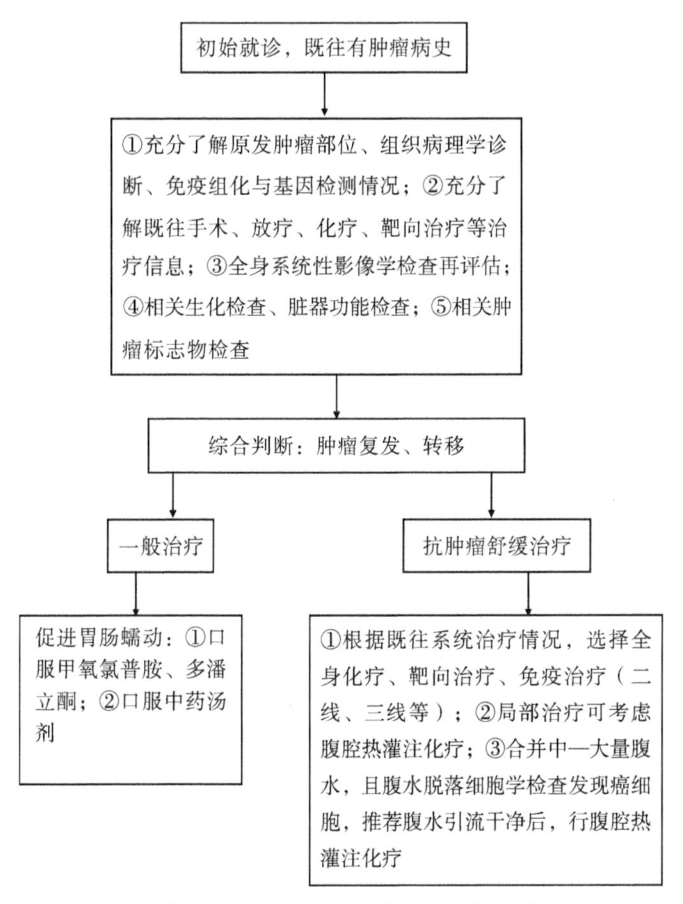

上述原发肿瘤患者合并中—大量腹水，且腹水脱落细胞学检查发现癌细胞，推荐腹水引流干净后，行腹腔热灌注化疗，并联合全身系统治疗。

图 2 不完全性肠梗阻-既往有肿瘤病史治疗流程图

4 完全性肠梗阻治疗流程

4.1 初始就诊，既往无肿瘤病史

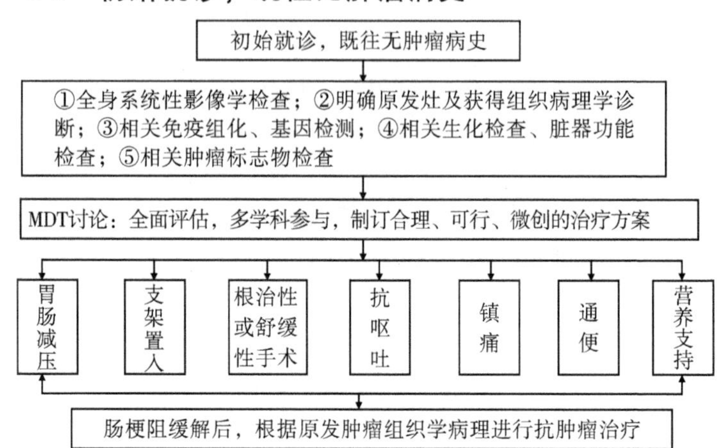

图3 完全性肠梗阻-既往无肿瘤病史治疗流程图

4.2 初始就诊，既往有肿瘤病史

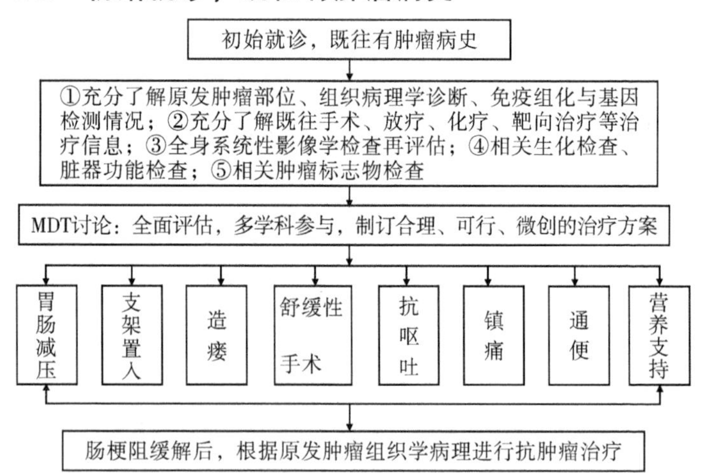

图4 完全性肠梗阻-既往有肿瘤病史治疗流程图

5 治疗证据级别与定义

表 1 治疗证据级别与定义

证据级别	定义
Ⅰ级（高级别）	从多个设计良好，对照研究的荟萃分析中获得的证据；假阳性和假阴性误差低的随机试验
Ⅱ级（低级别）	从至少一个设计良好的实验研究中获得的证据；具有高假阳性和（或）假阴性错误的随机试验
Ⅲ级	证据来自设计良好的准实验性研究，如非随机、单组对照、试验前后对比、队列、时间或相匹配的病例对照系列
Ⅳ级	从设计良好的非实验性研究中获得证据，如比较和相关性描述、病例研究
Ⅴ级	从案例报告和临床实例中获得的证据

6 治疗推荐级别与定义

表 2 治疗推荐级别与定义

推荐级别	定义
A	有Ⅰ级的证据或有多项Ⅱ级、Ⅲ级或Ⅳ级研究的一致结果
B	有Ⅱ级、Ⅲ级或Ⅳ级的证据，研究结果基本一致
C	有Ⅱ级、Ⅲ级或Ⅳ级的证据，结论不一致
D	很少或没有系统的经验证据

7 临床干预证据水平和推荐等级

基于Ⅲ级、Ⅳ级或Ⅴ级证据的使用“建议”，基于Ⅰ级或Ⅱ级证据的使用“推荐”，没有足够的证据时使用“无足够指导方针”。

表 3 临床干预证据水平和推荐等级

干预措施		证据水平	推荐等级
胃肠减压	(1)鼻胃管引流可用于急性 MBO 的暂时胃肠减压；	Ⅴ	D
	(2)内窥镜或经皮胃造瘘管可用于 MBO 的胃肠减压；	Ⅳ	B
	(3)经皮经食管胃管插管可用于 MBO 的胃肠减压	Ⅴ	C
自扩张式金属支架	治疗单纯大肠梗阻的首选方案，在技术上可行，且没有结肠穿孔的情况下	Ⅱ	B
舒缓手术	(1)在完全性梗阻的情况下，对经严格筛选的人群可考虑舒缓性手术干预；	Ⅳ	B
	(2)接受舒缓性手术的 MBO 晚期癌症患者，出现手术并发症的风险很高，应考虑采用创伤较小的手术干预	Ⅳ	B
抗呕吐	(1)多巴胺拮抗剂促动力药物(如甲氧氯普胺、多潘立酮)可有效地控制恶心、呕吐和恢复部分 MBO 的肠道转运时间，但因潜在肠穿孔风险的增加，在完全性 MBO 中应避免使用；	Ⅲ	B

表 3(续)

	干预措施	证据水平	推荐等级
抗呕吐	(2)5-羟色胺拮抗剂(格拉司琼)可减少 MBO 患者恶心和呕吐频率;	Ⅲ	D
	(3)组胺 H1 拮抗剂(如茶苯海明、苯甲嗪)可能是完全性 MBO 的有效止吐剂;	Ⅳ	D
	(4)生长抑素类似物(奥曲肽、兰诺肽)可能会减少 MBO 引起的呕吐;	Ⅰ	A
	(5)抗胆碱能药物(如丁溴酸莨菪碱)在减少 MBO 呕吐方面的获益可能不如奥曲肽;	Ⅲ	D
	(6)氟哌啶醇是一种丁酰苯类抗精神病药,在 MBO 中可能是一种有效的止吐剂,尤其是对于完全性 MBO;	Ⅴ	B
	(7)吩噻嗪类药物(如氯丙嗪)可缓解 MBO 引起的恶心、呕吐;	Ⅳ	D
	(8)噻吩类苯二氮卓类抗精神病药(如奥氮平)可缓解 MBO 引起的恶心和呕吐	Ⅳ	D
导泻(通便)	(1)口服渗透性泻药应被考虑用于处理部分肠梗阻患者的肠蠕动障碍,但对于完全的 MBO 应避免使用;	Ⅴ	D
	(2)口服中药汤剂(小承气汤加番泻叶)可用于不完全性 MBO;	Ⅳ	D
	(3)中药汤剂(小承气汤加番泻叶)保留灌肠可用于不完全性或完全性 MBO	Ⅳ	D
镇痛	(1)阿片类药物常用于治疗 MBO 相关的疼痛,但没有证据支持;	Ⅴ	D
	(2)抗胆碱能药物(丁溴酸莨菪碱)可能对减少 MBO 引起的腹痛有一定疗效	Ⅲ	D

表 3(续)

	干预措施	证据水平	推荐等级
皮质类固醇	使用皮质类固醇可能有助于缓解 MBO 的急性症状，仅短期获益	Ⅲ	B
营养支持	(1)当患者最初被诊断为 MBO 时应让其禁饮食，然后当急性 MBO 完全或部分缓解时，建议缓慢和逐步地重新引入口服饮食，包括流食、无脂或全脂食物、质地改良的低纤维素饮食(软的、碎的和泥状的)，若能耐受，可恢复到正常质地的低纤维素饮食；	Ⅳ	B
	(2)只有在营养干预措施对晚期肿瘤患者生活质量和生存影响利大于弊时才启动，并由多学科小组与患者和家属讨论；	Ⅳ	B
	(3)肠外补液不能预防或改善如口渴或口干的症状，也不能提高生存率，过量补液可能带来营养过剩、外周水肿和肺水肿；	Ⅲ	B
	(4)对于特定的 MBO 患者，居家肠外营养可能是有益的，且能保持生活质量；	Ⅳ	D
	(5)居家肠外营养输送首选中心静脉通路	Ⅲ	B
抗肿瘤治疗	(1)在经对症处理而肠梗阻缓解后，进行 ECOG - PS 评分及相关实验室检查，可根据原发肿瘤组织病理学类型选择系统化疗；	—	—
	(2)在经对症处理而肠梗阻缓解后，可根据原发肿瘤免疫组化或基因检测结果选择分子靶向治疗、免疫靶向治疗；	—	—

表 3(续)

	干预措施	证据水平	推荐等级
抗肿瘤治疗	(3)对于腹腔种植转移所致的不完全性肠梗阻或完全性肠梗阻缓解后，无论是否合并恶性腹腔积液，可考虑腹腔热灌注化疗；	—	—
	(4)对于不完全性肠梗阻或完全性肠梗阻缓解后，根据原发肿瘤组织病理学类型可选择动脉灌注化疗；	—	—
	(5)一般不推荐口服化疗，除非肠梗阻完全缓解	—	—

8　疗效评价指标

表 4　疗效评价指标

分类	指标
肠梗阻缓解评价指标	(1)症状指标：恶心、呕吐，腹痛，腹胀，肛门排气、排便； (2)体征指标：腹部膨隆，叩诊鼓音，肠鸣音减弱，或消失或亢进； (3)影像学指标：肠管扩张，气液平面
手术治疗疗效评价指标	(1)症状的缓解程度、生活质量、能否经口进食、能否接受固体食物； (2)肠道功能恢复程度； (3)术后肠梗阻持续缓解时间，术后生存时间
抗肿瘤治疗疗效评价指标	(1)近期疗效评价指标：肿瘤原发灶、转移灶大小与数量； (2)远期疗效评价指标：无进展生存时间(PFS)、总生存时间(OS)

9　疗效评价标准

表 5　疗效评价标准

分类	定义
肠梗阻治疗疗效评价标准	(1)完全缓解(CR)：肠梗阻症状、体征完全消失，能正常进食，肠鸣音正常，影像学检查无肠管扩张及液气平面； (2)部分缓解(PR)：肠梗阻症状、体征明显缓解，可进流食或半流食，肠鸣音接近正常，影像学检查无明显肠管扩张及少许液气平面； (3)梗阻进展(PD)：肠梗阻症状、体征没有达到PR，肠鸣音弱，或消失或亢进，影像学检查仍存在明显肠管扩张及液气平面
抗肿瘤治疗疗效评价标准	近期疗效评价标准(RECIST1.1 标准) (1)完全缓解(CR)：所有目标病灶(包括腹水)消失，任何病变淋巴结的短径必须减小到<10mm； (2)部分缓解(PR)：目标病灶的直径总和相当于基线减少≥30%； (3)疾病稳定(SD)：肿瘤有缩小，但没达到 PR 程度；肿瘤增大，但没达到 PD 程度； (4)疾病进展(PD)：目标病灶的直径总和相当于基线增加≥20%，或有新的肿瘤出现
远期疗效评价标准	(1)无进展时间(PFS)：指抗肿瘤治疗开始时间至肿瘤进展的时间； (2)总生存时间(OS)：指治疗开始时间至死亡或失访的时间

参考文献

[1]Bento JH, Bianchi ET, Tustumi F, et al. Surgical Management of Malignant Intestinal Obstruction: Outcome and Prognostic Factors [J]. Chirurgia (Bucharest, Romania: 1990), 2019, 114(3): 343-351.

[2]Mercadante S, Ferrera P, Villari P, et al. Aggressive pharmacological treatment for reversing malignant bowel obstruction[J]. J Pain Symptom Manage, 2004, 28(4): 412-416.

[3]Schubart JR, Levi BH, Bain MM, et al. Advance care planning among patients with advanced cancer [J]. Journal of oncology practice, 2019, 15(1): e65-e73.

[4]石汉平，陈永兵，饶本强，等．恶性肠梗阻的整合治疗[J]．肿瘤代谢与营养电子杂志，2019，6(4)：421-426.

[5]Gilligan T, Coyle N, Frankel RM, et al. Patient-Clinician Communication: American Society of Clinical Oncology Consensus Guideline[J]. J Clin Oncol, 2017, 35: 3618-3632.

[6]Hui D, Hess K, dos Santos R, et al. A diagnostic model for impending death in cancer patients: preliminary report[J]. Cancer, 2015, 121: 3914-3921.

[7]Dolan RD, McSorley ST, Horgan PG, et al. The role of the systemic infammatory response in predicting outcomes in patients with advanced inoperable cancer: systematic review and meta-analysis [J]. Crit Rev Oncol Hematol, 2017, 116: 134-146.

[8]张岂凡，郑宏群，孙凌宇．胃癌腹腔转移所致恶性肠梗阻的诊治及营养支持策略[J]．中国肿瘤临床，2014，41(12)：749-752.

[9]刘洪全，刘典夫，盖风．恶性肠梗阻的诊断方式与治疗方案探讨[J]．中国实用医药，2013，8(28)：27-28.

[10] Hsu K, Prommer E, Murphy MC, et al. Pharmacologic management of malignant bowel obstruction: when surgery is not an option[J]. J Hosp Med, 2019, 14(6): 367-373.

七 胃肠减压

恶性肠梗阻的治疗关键首先是禁饮食与胃肠减压，尤其是完全性肠梗阻患者。对于不完全性肠梗阻的患者，通常无须立即胃肠减压，如果经内科治疗，梗阻获得完全缓解，可免除胃肠减压的痛苦；如果内科治疗无效，且疾病进展，出现完全性肠梗阻，则需及时给予胃肠减压。值得注意的是，对于肠穿孔患者不适用减压治疗。

结肠的减压治疗，可选择结肠减压管、烧蚀术、自膨胀金属支架置入术。[1]

无论是在内窥镜或影像学指导下行鼻胃管置入和经皮胃造瘘术，均是提供肠内营养的既定技术。在某些情况下，这些措施可被用来排气或减压。

临床上，常用的胃肠减压方式有鼻胃管引流、经鼻肠梗阻导管引流和经肛肠梗阻导管引流，其肠梗阻导管置管途径有经鼻、经肛门、经造口、经皮穿刺等。

1 鼻胃管置管引流

鼻胃管(nasogastric tube，NGT)置入可引流出大量潴留的胃分泌物，从而暂时性减压，尤其是在急性 MBO 发作时可改善症状。[2]

但鼻胃管长度有限，对于低位小肠梗阻而言，小肠深部潴留物引流无效；鼻胃管为侵入性治疗，长期放置，无法耐受，易致患者鼻咽部不适、胃黏膜糜烂、出血、食管炎、吸入性肺炎等不良反应，多次更换导管可增加患者身心痛苦，引起其他潜在的并发症包括鼻软骨侵蚀、中耳炎、误吸等[3]；胃管可能会堵塞或移位，需定期冲洗或更换。

因此，鼻胃管置管引流，不建议长期留置胃管，仅推荐用于需暂时性减少胃潴留的 MBO 患者[4-5]，MASCC 指南证据级别为 V 级，推荐等级为 D。对 MBO 急诊术后的患者，应视其梗阻部位及再梗阻风险判定是否插入鼻胃管。

2 肠梗阻导管

2.1 性质特点

肠梗阻导管为硅胶材质，具有良好的亲水性、顺应性及组织相容性；具有内支撑肠排列作用，可使粘连的小肠重新排列，每个肠折叠处均形成弧形或钝角，从而使肠道重新通畅。[6]

2.2 优势

肠梗阻导管对于 MBO 而言，具有以下优势[7-9]：

(1)可充分减压，有效缓解患者腹痛和腹胀症状，减轻或消除肠管炎症及水肿；

(2)可动态观察肠管病变狭窄程度、范围以及近端肠管状况；

(3)几乎所有患者均可耐受置入过程中造成的各种不适，极少发生消化道穿孔、出血等严重并发症；

(4)可为后续肿瘤本身治疗提供机会；

(5)梗阻缓解后，可进行肠内营养，从而改善机体营养状况。

2.3 经鼻型肠梗阻导管引流

2.3.1 特点与优势

经鼻型肠梗阻导管引流是一种新型的缓解肠内压力的方法，其导管长约3m，前端设置了多个用于引流的侧孔，在前气囊内液体的重力作用下借助肠蠕动前行，可到达梗阻的近端，不断吸收梗阻近端肠腔内的液体和气体，从而缓解肠腔内压力，减轻肠管黏膜充血水肿，改善肠壁血运，解除或缓解肠梗阻。[10-14]

有研究报道[15-16]，经鼻型肠梗阻导管置入治疗后，粘连性小肠梗阻具有快速、全程抽吸减压的优点，可降低手术率，提高手术成功率。

2.3.2 内镜下鼻型肠梗阻导管置入术

(1)操作方法。经鼻腔插入肠梗阻导管(内腔预留导丝)直至胃腔，经胃镜并经活检孔道置入鳄鱼钳，夹住预先捆绑于导管前端的丝线，连同导管送至十二指肠降部以下，松开鳄鱼钳，用蒸馏水20mL充盈前气囊后退镜，退导丝，必要时X线下确认导管前端位置。

(2)缺陷。该置入方法需要经鼻送入导管并经口置入胃镜，操作过程中患者会有明显的不适感，对高龄、配合能力差及有严重基础疾病的患者操作风险及难度均较大，且在退镜过程中易将导管带出。[17-18]

在经过幽门口及曲氏韧带时往往会遇到阻力[19]，尤其是在幽门收缩状态下，导管难以通过，常常导致置管失败。

在输送导管过程中，常常会因为导管后部支撑力不足，使导管在胃腔内成袢，从而难以前送。

对于患者接受外科手术而发生改道，如毕Ⅱ式手术或者Roux-on-Y手术时，因导向性较差，导管往往难以通过吻合口，失败率大大增加。[20]

但权胜伟等[21]报道，使用十二指肠镜留置肠梗阻导管治疗了46例MBO患者，置管成功率100%，操作平均时间为10min(6～20 min)，日引流量平均为1600mL(500～2000mL)，梗阻症状缓解平均时间5.2d。作者认为，只要具备熟练的十二指肠镜操作技术，同样可准确地将导管通过十二指肠降部置入十二指肠悬韧带的远端，且位置确切，导管前端距幽门较远，可防止肠梗阻导管在肠逆蠕动时退出小肠、回缩入胃。

2.3.3 X线透视引导下置入

目前，有临床研究报道[22-23]，在DSA透视下，进行导管交换技术放置经鼻型肠梗阻导管成功率高，对恶性肠梗阻患者减压安全有效。

具体操作方法[22]：在DSA透视下，经下鼻孔，在0.035英寸(0.889mm)普通泥鳅导丝的配合下，将“J”形导管引入胃腔；注入对比剂，明确幽门位置及十二指肠走行。转动DSA球管，选择合适透照角度，采用导丝、导管配合技术，探过幽门，进入十二指肠水平部，进而越过Treitz韧带。根据胃腔形态试用“J”形导管、Cobra导管、胃左动脉导管、125cm多功能导管等，当导管越过Treitz韧带后，引入0.035英寸的260cm加硬交换导丝，用石蜡油充分润滑肠梗阻导管，将交换导丝尾端插入肠梗阻导管端孔，并经第6侧孔引出。采用快速交换法，透视下一手固定交换导丝，一手缓慢推进肠梗阻导管，直至Treitz韧带远端；肠梗阻导管到位后，用灭菌纯化水15mL充盈前球囊，退出交换导丝，完成置管。

任起梦等[22]报道，在DSA引导下经减压孔快速交换法置入经鼻型肠梗阻导管治疗了29例小肠梗阻患者，技术成功率100%，有效率93.1%。郑晓霆等[23]报道，采用导管交换技术置入经鼻型肠梗阻导管治疗了19例MBO患者，平均操作时间(25.1±9.2)min，成功率100%，认为采用5F导引导管进行导管交换技术放置经鼻型肠梗阻导管对MBO患者减压安全、有效。

2.4 经肛型肠梗阻导管引流

经肛型肠梗阻导管引流主要用于结、直肠的低位梗阻，尤其是直肠和左半结肠的梗阻，目前已成为急性左半结直肠癌恶性肠梗阻术前处理的有效手段。[24-27]通常是在电子结肠镜和X线引导下放置，减压成功率可达80%～97%。

经肛型肠梗阻导管引流可有效吸引结、直肠处内容物，可通过肠梗阻导管反复注入生理盐水对粪块进行稀释，有利于更为彻底的肠道清洗，从而减少菌群形成，最终使肠壁水肿减轻；且可配合开塞露或中药灌肠，改善肠梗阻症状；还可提高Ⅰ期手术吻合率，降低围手术期并发症发生率和病死率。[28-35]

3 胃造瘘术

胃造瘘是MBO的一种舒缓性治疗手段，目前，造瘘方法有手术胃造瘘及经皮内镜胃造瘘术（percutaneous endoscopic gastrostomy，PEG）。

通过内窥镜或经皮胃造瘘管可更持久地进行胃内容物减压，并对恶心、呕吐症状的缓解十分明显，严重并发症很少发生，多数并发症为轻微伤口感染或造瘘管周围渗液。[36-63]MASCC指南指出，内镜下或经皮胃造瘘管可用于MBO胃减压，证据级别为Ⅳ级，推荐等级为B。

PEG创伤小，是目前首选的胃造瘘方法，在MBO患者中，可很好地进行胃肠减压，缓解患者胃肠道症状；除胃肠减压外，PEG管在部分肠梗阻患者中还可作为口服药物及肠内营养的治疗通路。[64-66]超过90%的患者可减轻梗阻症状，90%～100%患者可逐渐恢复饮食。[67-68]

Thampy 等[69]对 1194 例行 PEG 的晚期 MBO 患者进行了文献统计分析，手术成功率为 91%，92%的患者减轻了恶心和呕吐症状。

但 PEG 仅适用于高位小肠梗阻而药物无法缓解呕吐的患者，对低位梗阻无效。经皮内镜下胃-空肠造口术(percutaneous endoscopic gastrojejunostomy，PEG - J)是在 PEG 的基础上建立的营养通路，可同时行胃内减压及空肠内肠内营养治疗，对于恶性肠梗阻患者具有明显优势。[70]

PEG 后，其造口渗漏、轻微疼痛、伤口感染等并发症发生率较高[52]，对于既往多次腹部手术、肿瘤广泛转移合并门静脉高压、大量腹水、感染及有出血风险的患者需慎用。

腹水不是 MBO 患者进行经皮胃造瘘术的绝对禁忌证，然而依然建议行腹水穿刺引流或放置腹腔导管以减少潜在并发症的发生。

经皮经食管胃置管术(PTEG)可用于胃内容物减压，适用于少数不适合手术减压或内镜和经皮胃造瘘管的 MBO 患者。[71-73]

日本的一项随机对照试验对 40 例无法耐受手术的 MBO 患者进行了评估[71]，评估的主要终点为 2 周的症状缓解率。结果显示，PTEG 与鼻胃管相比，症状缓解更明显，PTEG 可带来更高的生活质量，但 2 组之间的总生存率没有差异。

4 支架置入术

一般而言，自膨胀式金属支架(self - expanding metallic stent，SEMS)是首选的减压方法，显示出较减压管更高的成功率。[74-75] 近年来，自膨胀式金属支架在MBO临床上广泛使用[76]，被认为是MBO紧急手术有效的、安全的替代方法。[77-82]

SEMS主要有覆膜支架与非覆膜支架2种，非覆膜支架具有裸露的金属网格，而覆膜支架在金属网格上覆有硅凝胶膜。非覆膜支架放置后，肿瘤易通过网眼浸润生长造成支架阻塞，但其不易发生移位；覆膜支架内肿瘤生长概率低，且可封堵瘘管，但其固定力较弱，易出现移位。[83]

4.1 适应证

SEMS置入可扩张狭窄的阻塞肠道，主要适用于幽门近端小肠和远端结直肠梗阻，被认为是结直肠原发癌与腹腔转移癌所致结直肠梗阻的首选治疗[84]，支架成功置入后，肠道通畅，饮食可从流质过渡到半流质[85]，从而提高生存质量。[86]

比较研究认为[87]，结肠支架在多个方面优于肛门减压管。Kim等[84]对20例非原发结肠肿瘤导致的结肠梗阻放置SEMS，成功率为90%，72h肠梗阻缓解率为85%，其中10例不需进一步治疗，平均生存期119d，被认为是治疗非原发结肠肿瘤导致的结肠梗阻的首选方式。

目前全球 SEMS 置入治疗 MBO 尚未完全达成一致意见。在 2010—2018 年全球发布的 19 项指南中，有 11 项指南建议支架置入作为梗阻性左半结肠癌的首选治疗方式，另外 8 项指南则不推荐将支架过渡到手术方式作为首选方案。[88]

大多数评估 SEMS 在 MBO 中作用的研究结果认为[89-94]，支架放置可作为手术和舒缓治疗之间的桥梁。2006 年版的大不列颠和爱尔兰肛肠协会(Association of Coloproctology of Great Britain and Ireland，ACPGBI)共识推荐，除肠穿孔和绞窄性肠梗阻以外的梗阻性结直肠癌患者，均应考虑支架置入[95]；2017 年版 ACPGBI 共识中指出，在经选择的部分患者中，可应用内镜下支架置入作为手术前的过渡手段。[96]

2014 版的欧洲胃肠内镜协会(European Society of Gastrointestinal Endoscopy，ESGE)指南推荐，在年龄>70 岁和美国麻醉医师协会(American Society of Anesthesiologists，ASA)评分>3 分的术后并发症发生率和病死率高的患者中，应用支架置入作为术前过渡，而其他患者不推荐使用。[74]

中国目前亦无明确的指南或共识推荐，根据近年来中文文献报道，提出如下 SEMS 适应证：

(1)患者有明确肠梗阻临床表现，如腹痛，腹胀，肛门停止排便、排气等；

(2)经腹部X线、CT和肠镜检查，并经活检病理确诊为恶性肿瘤导致的急性结直肠梗阻患者，包括结直肠原发性肿瘤，结直肠复发性肿瘤，以及腹腔内其他恶性肿瘤侵犯结直肠导致的梗阻[82]；

(3)CT检查证实，结直肠段内出现单个狭窄段，且狭窄长度不超过10cm；

(4)可切除的梗阻性结直肠癌患者的过渡治疗[97]；

(5)晚期无法手术切除或术后复发的结直肠癌伴梗阻患者的舒缓性治疗。

4.2 支架置入后手术与直接急诊手术

一般而言，支架置入后可解除肠道梗阻，可将急诊手术转变为择期手术。[98-99]但多数文献报道[100-102]，支架置入后手术与直接急诊手术在远期生存率方面无明显差异。一项Meta分析纳入了18项随机对照试验和比较观察研究[103]，共计1518例患者，分析了结直肠癌导致MBO的患者舒缓性接受SEMS或急诊手术。结果显示，接受外科手术的患者30d死亡率更高；手术组的早期并发症多见，而SEMS组的晚期并发症多见，主要为再次梗阻。另一项Meta分析[104]纳入了4项随机对照试验，有125例患者，结果显示，两者在30d死亡率或平均生存期上没有差异，SEMS组的住院时间更短。一项随机对照试验评估了不可治愈MBO患者支架置入或手术减压治疗的作用[105]，结果表明，接受支架置入的患者综合成本较低；在生活质量方面，4周后2组之间的EQ－5D

评分没有差异。

Alcantara 等[106] 进行的一项随机对照试验显示，SEMS 置入后限期手术组和急诊手术组总体生存率无明显统计学差异($P=0.843$)，无病生存时间分别为 25.49 个月和 27.06 个月($P=0.096$)；生存期内肿瘤复发率，SEMS 组稍高于急诊手术组(8 例 vs 2 例，$P=0.055$)。2019 年，Cao 等[107] 系统回顾了涉及 SEMS 与急诊结直肠手术的 2508 例结直肠癌合并 MBO 患者，其 3 年和 5 年无病生存率、总体复发率和局部复发率等，2 组之间差异无统计学意义，但支架置入成功率≥95%的研究中的 5 年生存率更高。

值得注意的是，有研究发现[108-110]，支架过渡患者的复发率明显高于急诊手术患者，这可能与支架置入存在较低的技术成功率或较高的穿孔率而导致不良的预后有关。[111-112] Stent－2 研究的数据亦显示[110]，支架穿孔患者的复发率可高达 83%。

4.2.1 置入方法

目前，支架置入主要在内镜下操作完成，亦可在 X 线引导下完成[113]，但后者置入成功率远低于前者，在结肠脾曲、肝曲常难以操作。

内镜下支架置入术(endoscopic stent placement, ESP)是目前 MBO 最常用支架置入方法，可有效降低手术风险及围手术期死亡率[114-117]，且在行结肠镜检查时，还可进行组织活检，并评估支架置入状况。

ESP 技术成功率>90%，支架置入后恶心、呕吐的缓解率和耐受经口进食的成功率大于75%。[118-121] Abbott等[122]对146例晚期结直肠MBO患者放置SEMS，成功率为97.3%，穿孔率为4.8%，30d内病死率为2.7%。

4.2.2 并发症

ESP常见的并发症有穿孔、支架移位、出血、疼痛、发热等[123-127]，结肠溃疡发生率6%，支架移位发生率5%，堵塞或再梗阻发生率10%～13%[128-129]；最严重的并发症为肠穿孔，虽然发生率仅0%～7%，但一旦发生，可能导致肿瘤细胞腹腔种植，引起严重感染，甚至发生危及生命的脓毒血症等。[130-131]

有学者认为[132-133]，支架置入的成功率、并发症发生率与支架置入操作者的经验、熟练度有明显相关性。但Van Hooft等[134]和Pirlet等[135]进行的2项随机对照试验，均因支架置入组有较高的支架置入失败率和并发症发生率而提前终止，其技术成功率分别仅为70%和50%，其临床穿孔率分别为6.7%和12.8%；术后病理组织学发现，无症状穿孔率为26.7%和6.4%，穿孔率均高于Sebastian汇总分析报道的穿孔率(3.76%)[136]，其报道支架置入操作者均为熟练者，均认为其高失败率和并发症发生率的原因为支架组患者中有较高的完全性肠梗阻患者比例。

从理论上讲，SEMS置入后肠管及肿瘤放射性压迫扩张，导致肿瘤细胞扩散到腹腔、周围淋巴管和血管的风险可能增加。[137-138] Kim等[139]报道，支架置入后的肿瘤标本的神经浸润发生率明显高于急诊手术标本，但5

年 OS 和 5 年无病生存率（disease - free survival，DFS）无明显差异。但 Matsuda 等[140]对比了支架置入前活检标本与支架置入后手术切除标本的肿瘤细胞增殖情况，发现支架置入后 Ki - 67 指数明显低于活检标本，提示支架的机械压迫作用可能会抑制肿瘤的增殖。

4.3 左半结肠梗阻 SEMS 置入术

目前，临床上 SEMS 主要用于左半结肠癌伴梗阻。[141-143]欧洲胃肠内窥镜学会推荐 SEMS 用于临床上诊断 MBO 且无穿孔迹象的肿瘤患者，尤其适用于左半结肠癌伴有 MBO 的肿瘤可能切除患者。[144]多数研究报道[145-150]，对于左半结肠梗阻，支架置入无论是作为舒缓性治疗方法，还是作为手术桥梁，均是安全有效的。

Sebastian 等[145]对 54 个研究、共 1198 例患者的 Meta 分析结果显示，在左半结肠恶性梗阻患者中，作为限期手术过渡方式的支架置入的技术成功率可达 92%，临床成功率达 71.7%。有研究指出[151-152]，SEMS 应用于左半结肠恶性梗阻作为限期手术过渡方式，与急诊手术相比，一期吻合率明显高于急诊手术，而总体并发症发生率、手术死亡率、造口率、吻合口瘘率、住院时间等均低于急诊手术，且在远期生存方面均无明显差异。有作者比较了左半结直肠癌梗阻急诊手术与先支架再择期手术的结果[153]，发现先支架再择期手术患者一期肠吻合率更高、病死率更低、并发症更轻。

Cheung 等[154]报道了一项随机对照研究，即对比左侧结肠恶性梗阻患者支架置入后限期腹腔镜手术与急诊开腹手术。支架置入组 24 例患者中，25％的左半结肠恶性梗阻患者为Ⅳ期患者，20 例成功置入支架并成功获得肠道减压，其技术成功率及临床成功率为 83％；20 例支架置入成功患者均于支架成功置入后 2～16d 内施行腹腔镜下结肠癌根治术，1 例患者因肿块较大而中转开腹，16 例患者成功实施了一期手术，4 例患者预防性末端回肠造口并成功予以还纳。与手术组相比，其在一期手术成功率、吻合口瘘发生率、失血量、术后疼痛指数、切口感染方面均具有显著优势。

2018 年，一项纳入 21 项、共 1919 例梗阻性左半结肠癌患者的 Meta 分析显示，支架置入组与急诊手术组 3 年、5 年 OS 和 3 年、5 年 DFS 均相近，总体复发率和局部复发率亦接近。[155]同年，另一项纳入了 7 项随机对照研究的 Meta 分析发现，支架过渡组梗阻性左半结肠癌患者的并发症发生率低，其 3 年 OS 和 3 年 DFS 与急诊手术组接近。[156]一项随访 10 年的回顾性研究亦发现[110]，接受支架过渡的梗阻性左半结肠癌患者 5 年 OS 为 54.7％，10 年 OS 为 41.0％，提示支架过渡是安全有效的。

4.4　右半结肠梗阻 SEMS 置入术

右半结肠梗阻支架置入相关研究较少[156-158]，可能与右半结肠支架置入技术成功率较低有关。[159-160]右半结肠肠腔走向迂曲成角，导丝无法触及狭窄处，肠腔被肿物完全阻塞，导丝无法通过，梗阻位置接近回盲部，没有足够空间放置肠道支架等是支架置入技术成功率低的主要原因。[161]

一项回顾性研究[162]分析了37例右半结肠梗阻与99例左半结肠梗阻使用SEMS的疗效对比，结果发现，右半结肠梗阻技术成功率低于左半结肠梗阻(86%vs97%)，临床改善率亦低于左半结肠梗阻(78%vs91%)，并发症率相似(24%vs27%)，且右半结肠梗阻出现2例肠穿孔。

李洪明等[82]指出，右半结肠肿瘤的病理类型多为肿块型，一般肿瘤直径大，对肿瘤的锚定能力较强，支架置入后不易移位，且右半结肠的粪便浓缩程度较轻，经肠镜下灌洗后，支架置入后粪便可能便于通过，因此梗阻相对容易缓解。

一项对1860例梗阻性右半结肠癌患者采用术前置入支架与直接急诊手术并发症发生率、30d病死率进行了分析[163]，结果显示，术前置入支架组患者的并发症发生率为27.3%，明显低于急诊手术组(39.6%)；其30d病死率亦低于急诊手术组，尤其是对于年龄≥70岁或ASA评分≥3分的患者，急诊手术组的病死率高于支架组3倍。该项研究建议，梗阻性右半结肠癌可同样进行支架置入。

另有研究发现，右半结肠癌并急性梗阻患者采用急诊手术并一期吻合方案病死率可高达34%[164-165]，其原因可能与梗阻性右半结肠癌患者的年龄更大、基础疾病更多、造口率高(17%)等有关。

参考文献

[1]Adler DG. Management of malignant colonic obstruction[J]. Curr Treat Options Gastroenterol，2005，8：231－237.

[2]Dolan EA. Malignant bowel obstruction：a review of current treatment strategies[J]. Am J Hosp Palliat Care，2011，28：576－582.

[3]Prabhakaran S，Doraiswamy VA，Nagaraja V，et al. Nasoenteric tube complications[J]. Scand J Surg，2012，101：147－155.

[4]Laval G，Marcelin－Benazech B，Guirimand F，et al. Recommendations for bowel obstruction with peritoneal carcinomatosis[J]. J Pain Symptom Manag，2014，48：75－91.

[5]Ripamonti C，Twycross R，Baines M，et al. Clinical－practice recommendations for the management of bowel obstruction in patients with end－stage cancer[J]. Support Care Cancer，2001，9：223－233.

[6]李红霞．经鼻肠梗阻导管小肠内排列术与传统手术治疗急性小肠梗阻临床对比分析[J]. 系统医学，2017，2(10)：74－76.

[7]陈亚东，还勇为，孙波，等．改良肠梗阻导管置入联合外科手术对急性左半结直肠恶性肠梗阻的临床疗效观察[J]. 临床外科杂志，2020，28(3)：276－278.

[8]矫太伟，冯明亮，刘梦园，等. 经肛型肠梗阻减压导管在急性左半结肠梗阻中的临床应用[J]. 中华消化内镜杂志，2015，32(10)：663－666.

[9]Li D，Du H，Shao G，et al. Application of small intestine decompression combined with oral feeding in middle and late period of malignant small bowel obstruction[J]. Oncol Lett，2017，14(1)：180－184.

[10]孙纲，隋欣，高建军．肠梗阻导管治疗克罗恩病性肠梗阻 3 例[J].

现代医学，2013，41(9)：678-679.

[11]赵保成，沈天皓，杨希夷．经鼻（肛）型肠梗阻导管联合动脉灌注化疗治疗大肠癌腹膜转移合并恶性肠梗阻的临床疗效[J]. 肿瘤药学，2020，10(6)：704-708，718.

[12]何学红，茅爱武，方世明，等．DSA 引导下经鼻插入型肠梗阻导管治疗良、恶性肠梗阻[J]. 西部医学，2013，25(10)：1548-1550.

[13]方世明．X线引导下鼻-肠梗阻导管插入引流治疗不能手术的恶性肠梗阻[J]. 介入放射学杂志，2011，8(12)：61-65.

[14]金杭斌，张筱凤，李舒丹，等. 经鼻肠梗阻导管在肠道恶性梗阻患者中的应用[J]. 浙江实用医学，2014，19(3)：200-201，203.

[15]邵海波，苏洪英，徐克，等. DSA 引导下经鼻肠梗阻减压导管置入术治疗粘连性小肠梗阻[J]. 中国医学影像技术，2009，25(11)：2114-2117.

[16]Kanno Y，Hirasawa D，Fujita N，et al. Long intestinal tube insertion with the ropeway method facilitated by a guide wire placed by transnasal ultrathin endoscopy for bowel obstruction[J]. Dig Endosc，2009，21(3)：196-200.

[17]Gowen GF. Long tube decompression is successful in 90% of patients with adhesive small bowel obstruction[J]. Am J Surg，2003，185(6)：512-515.

[18] Guo SB，Duan ZJ. Decompression of the small bowel by endoscopic long - tube placement[J]. World J Gastroenterol，2012，18(15)：1822-1826.

[19]夏永辉，徐克．快速交换法在经鼻型肠梗阻导管置入术中的应用[J]. 中国医学影像学杂志，2013，21(6)：428-430.

[20]Gowen GF. Rapid resolution of small - bowel obstruction with the long tube，endoscopically advanced into the jejunum[J]. Am J Surg，2007，193(2)：184-189.

[21]权胜伟，袁野，吴海林，等．十二指肠镜留置肠梗阻导管治疗恶性肠梗阻的临床应用[J]. 中华消化内镜杂志，2017，34(12)：911－912.

[22]任起梦，刘钊，娄嘉豪，等．DSA引导的经减压孔快速交换法置入经鼻型肠梗阻导管[J]. 介入放射学杂志，2021，30(11)：1154－1156.

[23]郑晓霆，朱光宇．导管交换技术在经鼻型肠梗阻导管置入术中的应用[J]. 东南大学学报(医学版)，2020，39(2)：208－210.

[24]刘洋，刘平，吴淼淼，等. 结肠支架联合新辅助化疗对无远处转移的急性左侧恶性结直肠梗阻患者的短期和长期预后影响[J]. 中华医学杂志，2019，99(30)：2348－2354.

[25]柯海林，池畔. 左半结肠癌性肠梗阻的治疗进展[J]. 中华消化外科杂志，2015，14(6)：517－520.

[26]郭永团，杜洪涛，李德春. 经肛型肠梗阻导管置入在急性左半结直肠恶性梗阻中的应用[J]. 医学影像学杂志，2018，28(10)：1698－1700.

[27]徐元顺，杜洪涛，邵国庆，等. 经肛型肠梗阻导管在急性左半结肠和直肠恶性梗阻中的应用[J]. 中华普通外科杂志，2015，30(4)：316－317.

[28]顾建华，赵欣，王毅，等. 经肛肠梗阻导管在左半结直肠肿瘤切除中的应用[J]. 中国中西医结合外科杂志，2014，20(3)：237－239.

[29]魏林富. 经肛型肠梗阻导管置入在急性左半结直肠恶性梗阻中的应用效果分析[J]. 中国肛肠病杂志，2019，39(4)：8－10.

[30]方万云. 经肛型肠梗阻减压导管在急性左半结肠恶性梗阻中的应用效果及护理[J]. 中国肛肠病杂志，2020，40(11)：25－27.

[31]许莹辉．生长抑素联合经肛型肠梗阻导管在结肠恶性肠梗阻中的应用效果[J]. 中国肛肠病杂志，2021，41(5)：17－19.

[32]Horiuehi A，Nakayama Y，Tananka N，et al. Acute colorectal obstucion treated by means of transanal drainage tube：effectiveness before surgery and stenting[J]. Am J Gastroenterol，2005，100(12)：2765－2770.

[33]陈亚东，还勇为，孙波，等．改良肠梗阻导管置入联合外科手术对急性左半结直肠恶性肠梗阻的临床疗效观察[J]. 临床外科杂志，2020，28(3)：276－278.

[34]曹峰瑜，吴彪．经肛型肠梗阻减压管治疗结直肠癌梗阻[J]. 世界华人消化杂志，2014，22(15)：2208－2212.

[35]郑晓玲，何利平，梁玮，等．经肛肠梗阻减压管在左半结肠癌伴梗阻中的应用价值研究[J]. 中华消化内镜杂志，2010，27(12)：639－641.

[36]Malone JM Jr，Koonce T，Larson DM，et al. Palliation of small bowel obstruction by percutaneous gastrostomy in patients with progressive ovarian carcinoma[J]. Obstet Gynecol，1986，68：431－433.

[37]Lee MJ，Saini S，Brink JA，et al. Malignant small bowel obstruction and ascites：not a contraindication to percutaneous gastrostomy[J]. Clin Radiol，1991，44：332－334.

[38]Herman LL，Hoskins WJ，Shike M. Percutaneous endoscopic gastrostomy for decompression of the stomach and small bowel[J]. Gastrointest Endosc，1992，38：314－318.

[39]Adelson MD，Kasowitz MH. Percutaneous endoscopic drainage gastrostomy in the treatment of gastrointestinal obstruction from intraperitoneal malignancy[J]. Obstet Gynecol，1993，81：467－471.

[40]Marks WH，Perkal MF，Schwartz PE. Percutaneous endoscopic gastrostomy for gastric decompression in metastatic gynecologic malignancies[J]. Surg Gynecol Obstet，1993，177：573－576.

[41]Cannizzaro R，Bortoluzzi F，Valentini M，et al. Percutaneous en-

doscopic gastrostomy as a decompressive technique in bowel obstruction due to abdominal carcinomatosis[J]. Endoscopy, 1995, 27(4): 317 - 320.

[42] Cunningham MJ, Bromberg C, Kredentser DC, et al. Percutaneous gastrostomy for decompression in patients with advanced gynecologic malignancies[J]. Gynecol Oncol, 1995, 59: 273 - 276.

[43] Campagnutta E, Cannizzaro R, Gallo A, et al. Palliative treatment of upper intestinal obstruction by gynecological malignancy: the usefulness of percutaneous endoscopic gastrostomy[J]. Gynecol Oncol, 1996, 62: 103 - 105.

[44] Ryan JM, Hahn PF, Mueller PR. Performing radiologic gastrostomy or gastrojejunostomy in patients with malignant ascites[J]. AJR Am J Roentgenol, 1998, 171: 1003 - 1006.

[45] Scheidbach H, Horbach T, Groitl H, et al. Percutaneous endoscopic gastrostomy/jejunostomy (PEG/PEJ) for decompression in the upper gastrointestinal tract. Initial experience with palliative treatment of gastrointestinal obstruction in terminally ill patients with advanced carcinomas[J]. Surg Endosc, 1999, 13: 1103 - 1105.

[46] Brooksbank MA, Game PA, Ashby MA. Palliative venting gastrostomy in malignant intestinal obstruction[J]. Palliat Med, 2002, 16: 520 - 526.

[47] Jolicoeur L, Faught W. Managing bowel obstruction in ovarian cancer using a percutaneous endoscopic gastrostomy (PEG) tube[J]. Can Oncol Nurs J, 2003, 13: 212 - 219.

[48] Piccinni G, Angrisano A, Testini M, et al. Venting direct percutaneous jejunostomy (DPEJ) for drainage of malignant bowel obstruction in patients operated on for gastric cancer[J]. Support Care Cancer, 2005, 13: 535 - 539.

[49]Pothuri B, Montemarano M, Gerardi M, et al. Percutaneous endoscopic gastrostomy tube placement in patients with malignant bowel obstruction due to ovarian carcinoma[J]. Gynecol Oncol, 2005, 96(2): 330-334.

[50]Chakraborty A, Selby D, Gardiner K, et al. Malignant bowel obstruction: natural history of a heterogeneous patient population followed prospectively over two years[J]. J Pain Symptom Manage, 2011, 41: 412-420.

[51]Vashi PG, Dahlk S, Vashi RP, et al. Percutaneous endoscopic gastrostomy tube occlusion in malignant peritoneal carcinomatosis - induced bowel obstruction[J]. Eur J Gastroenterol Hepatol, 2011, 23: 1069-1073.

[52]Rath KS, Loseth D, Muscarella P, et al. Outcomes following percutaneous upper gastrointestinal decompressive tube placement for malignant bowel obstruction in ovarian cancer[J]. Gynecol Oncol, 2013, 129(1): 103-106.

[53]Teriaky A, Gregor J, Chande N. Percutaneous endoscopic gastrostomy tube placement for end-stage palliation of malignant gastrointestinal obstructions[J]. Saudi J Gastroenterol, 2012, 18(2): 95-98.

[54]Shaw C, Bassett RL, Fox PS, et al. Palliative venting gastrostomy in patients with malignant bowel obstruction and ascites[J]. Ann Surg Oncol, 2013, 20: 497-505.

[55]Issaka RB, Shapiro DM, Parikh ND, et al. Palliative venting percutaneous endoscopic gastrostomy tube is safe and efective in patients with malignant obstruction[J]. Surg Endosc, 2014, 28: 1668-1673.

[56]Kawata N, Kakushima N, Tanaka M, et al. Percutaneous endo-

scopic gastrostomy for decompression of malignant bowel obstruction[J]. Dig, 2014, 26: 208-213.

[57]DeEulis TG, Yennurajalingam S. Venting gastrostomy at home for symptomatic management of bowel obstruction in advanced/recurrent ovarian malignancy: a case series[J]. J Palliat Med, 2015, 18: 722-728.

[58]Zucchi E, Fornasarig M, Martella L, et al. Decompressive percutaneous endoscopic gastrostomy in advanced cancer patients with small-bowel obstruction is feasible and efective: a large prospective study[J]. Support Care Cancer, 2016, 24(7): 2877-2882.

[59]Dittrich A, Schubert B, Kramer M, et al. Benefts and risks of a percutaneous endoscopic gastrostomy (PEG) for decompression in patients with malignant gastrointestinal obstruction[J]. Support Care Cancer, 2017, 25: 2849-2856.

[60]Singh Curry R, Evans E, Raftery AM, et al. Percutaneous venting gastrostomy/ gastrojejunostomy for malignant bowel obstruction: a qualitative study[J]. BMJ Support, 2019, 9: 381-388.

[61]Pinard KA, Goring TN, Egan BC, et al. Drainage percutaneous endoscopic gastrostomy for malignant bowel obstruction in gastrointestinal cancers: prognosis and implications for timing of palliative intervention[J]. J Palliat Med, 2017, 20: 774-778.

[62]Kurita Y, Koide T, Watanabe S, et al. Postpyloric decompression tube placement through a gastrostomy for malignant bowel obstruction[J]. BMC Res Notes, 2013, 6: 217.

[63]Gauvin G, Do-Nguyen CC, Lou J, et al. Gastrostomy tube for nutrition and malignant bowel obstruction in patients with cancer[J]. J Natl Compr Canc Netw, 2021, 19(1): 48-56.

[64]Udomsawaengsup S, Brethauer S, Kroh M, et al. Percutaneous

transesophageal gastrostomy (PTEG): a safe and effective technique for gastrointestinal decompression in malignant obstruction and massive ascites[J]. Surg Endosc, 2008, 22 (10): 2314 - 2318.

[65]Dittrich A, Schubert B, Kramer M, et al. Benefits and risks of a percutaneous endoscopic gastrostomy (PEG) for decompression in patients with malignant gastrointestinal obstruction[J]. Support Care Cancer, 2017, 25(9): 2849 - 2856.

[66]Kaqata N, Kakushima N, Tanaka M, et al. Percutaneous endoscopic gastrostomy for decompression of malignant bowel obstruction[J]. Dig Endosc, 2014, 26(2): 208 - 213.

[67]Brooksbank MA, Game PA, Ashby MA. Palliative venting gastrostomy in malignant intestinal obstruction [J]. Palliat Med, 2002, 16(6): 520 - 526.

[68]Selby D, Nolen A, Sittambalam C, et al. Percutaneous Transesophageal Gastrostomy (PTEG): a safe and well - tolerated procedure for palliation of end - stage malignant bowel obstruction[J]. J Pain Symptom Manage, 2019, 58(2): 306 - 310.

[69]Thampy S, Najran P, Mullan D, et al. Safty and efficacy of venting gastrostomy in malignant bowel obstruction: a systematic review[J]. J Palliat Care, 2020, 35(2): 93 - 102.

[70]杨志勇，魏晶晶，庄则豪．中国恶性肿瘤营养治疗通路专家共识解读：非外科空肠造口[J]. 肿瘤代谢与营养电子杂志，2018，5(2): 139 - 143.

[71]Aramaki T, Arai Y, Takeuchi Y, et al. A randomized, controlled trial of the efcacy of percutaneous transesophageal gastro - tubing (PTEG) as palliative care for patients with malignant bowel obstruction: the JIVROSG0805 trial[J]. Support Care Cancer, 2020, 28: 2563 - 2569.

[72]Aramaki T，Arai Y，Inaba Y，et al. Phase Ⅱ study of percutaneous transesophageal gastrotubing for patients with malignant gastrointestinal obstruction，JIVROSG - 0205[J]. J Vasc Interv Radiol，2013，24：1011 - 1017.

[73]Mackey R，Chand B，Oishi H，et al. Percutaneous transesophageal gastrostomy tube for decompression of malignant obstruction：report of the frst case and our series in the US[J]. J Am Coll Surg，2005，201：695 - 700.

[74]Van Hooft JE，Van Halsema EE，Van Biervliet G，et al. Selfexpandable metal stents for obstructing colonic and extracolonic cancer：European society of gastrointestinal endoscopy （ESGE） Clinical Guideline[J]. Gastrointest Endosc，2014，80(5)：747 - 761.

[75]Wang FG，Bai RX，Yan M，et al. Short - term outcomes of self - expandable metallic stent versus decompression tube for malignant colorectal obstruction：a meta - analysis of clinical data[J]. J Investig Surg，2020，33：762 - 770.

[76]Lackberg Z，Abbas MA. Colonic stenting：When and how[J]. Seminars in Colon and Rectal Surgery，2017，28(1)：34 - 40.

[77]Di Mitri R，Mocciaro F，Traina M，et al. Self - expandable metal stents for malignant colonic obstruction：data from a retrospective regional SIED - AIGO study[J]. Dig Liver Dis，2014，46：279 - 282.

[78] Nagula S，Ishill N，Nash C，et al. Quality of life and symptom control after stent placement or surgical palliation of malignant colorectal obstruction[J]. J Am Coll Surg，2010，210(1)：45 - 53.

[79]李太原，刘东宁．基于膜解剖的完全机器人右半结肠癌的根治与重建[J]. 中华腔镜外科杂志(电子版)，2017，10(5)：283 - 285.

[80] Yoon JY，Jung YS，Hong SP，et al. Outcomes of secondary stent - in - stent self - expandable metal stent insertion for malig-

nant colorectal obstruction[J]. Gastrointest Endosc, 2011, 74(3): 625-633.

[81]马华崇，赵博，赵宝成，等. 自扩张金属支架在左侧结肠癌或直肠癌合并急性肠梗阻中的应用价值[J]. 中华外科杂志，2012，50(7)：618-621.

[82]李洪明，刁德昌，卢新泉，等. 自膨胀式支架联合手术在恶性肠梗阻中应用的长期疗效观察[J]. 中华胃肠外科杂志，2019，22(11)：1070-1077.

[83]杨柳，张金坤. 肠道金属支架对恶性肠梗阻的疗效分析[J]. 中国现代医药杂志，2020，22(3)：58-60.

[84]Kim JH, Ku YS, Jeon TJ, et al. The efficacy of self-expanding metal stents for malignant colorectal obstruction by noncolonic malignancy with peritoneal carcinomatosis[J]. Dis Colon Rectum, 2013, 56(11): 1228-1232.

[85]Gurbulak B, Gurbulak EK, Akguni E, et al. Endoscopic stent placement in the management of malignant colonic obstruction: experiences from two centers[J]. Ulus Cerrahi Derg, 2015, 31(3): 132-137.

[86]Young CJ, De-Loyde KJ, Young JM, et al. Improving quality of life for people with incurable large-bowel obstruction: randomized control trial of colonic stent insertion[J]. Dis Colon Rectum, 2015, 58(9): 838-849.

[87]Kagami S, Funahashi K, Usigome M, et al. Comparative study between colonic metallic stent and anal tube decompression for Japannese patients with left-side malignant large bowel obstruction[J]. World J Surg Oncol, 2018, 16(1): 210-215.

[88]Webster PJ, Aldoori J, Burke DA. Optimal management of malignant left-sided large bowel obstruction: do international

guidelines agree? [J]. World J Emerg Surg，2019，14：23－31.
[89]Atukorale YN，Church JL，Hoggan BL，et al. Self－expanding metallic stents for the management of emergency malignant large bowel obstruction：a systematic review[J]. J Gastrointest Surg，2016，20：455－462.
[90]Cennamo V，Luigiano C，Coccolini F，et al. Meta－analysis of randomized trials comparing endoscopic stenting and surgical decompression for colorectal cancer obstruction[J]. Int J Colorectal Dis，2013，28：855－863.
[91]Jain SR，Yaow CYL，Ng CH，et al. Comparison of colonic stents，stomas and resection for obstructive left colon cancer：a meta－analysis[J]. Tech Coloproctol，2020，24：1121－1136.
[92]Khot UP，Lang AW，Murali K，et al. Systematic review of the efficacy and safety of colorectal stents[J]. Br J Surg，2002，89：1096－1102.
[93]Neo VSQ，Jain SR，Yeo JW，et al. Controversies of colonic stenting in obstructive left colorectal cancer：a critical analysis with meta－analysis and meta－regression[J]. Int J Colorectal Dis，2021，36：689－700.
[94]Watt AM，Faragher IG，Grifn TT，et al. Self－expanding metallic stents for relieving malignant colorectal obstruction：a systematic review[J]. Ann Surg，2007，246：24－30.
[95]Finan PJ，Campbell S，Verma R，et al. The management of malignant large bowel obstruction：ACPGBI position statement[J]. Colorectal Dis，2007，9(Suppl 4)：1－17.
[96]Moran B，Cunningham C，Singh T，et al. Association of Coloproctology of Great Britain & Ireland(ACPGBI)：guidelines for the management of cancer of the colon，rectum and anus(2017)－surgical

management[J]. Colorectal Dis, 2017, 19(Suppl 1): 18 - 36.

[97] Mauro MA, Koehler RE, Baron TH. Advances in gastrointestinal intervention: the treatment of gastroduodenal and colorectal obstructions with metallic stents[J]. Radiology, 2000, 215(3): 659 - 669.

[98]Arezzo A, Passera R, Lo SG, et al. Stent as bridge to surgery for left - sided malignant colonic obstruction reduces adverse events and stoma rate compared with emergency surgery: results of a systematic review and meta - analysis of randomized controlled trials[J]. Gastrointest Endosc, 2017, 86(3): 416 - 426.

[99]Girard E, Abba J, Boussat B, et al. Damage control surgery for non - traumatic abdominal emergencies[J]. World J Surg, 2018, 42(4): 965 - 973.

[100]Ormando VM, Palma R, Fugazza A, et al. Colonic stents for malignant bowel obstruction: current status and future prospects [J]. Expert Rev Med Devices, 2019, 16(12): 1053 - 1061.

[101]Xu J, Zhang S, Jiang T, et al. Transanal drainage tubes vs metallics for acute malignant left side bowel obstruction: A systematic review and meta - analysis[J]. Medicine (Baltimore), 2020, 99(2): e18623 - e18628.

[102]Saida Y, Sumiyama Y, Nagao J, et al. Long - term prognosis of preop - erative "bridge to surgery" expandable metallic stent insertion for obstructive olorectal cancer: comparison with emergency operation[J]. Dis Colon Rectum, 2003, 46(10)(suppl): S44 - S49.

[103] Veld J, Umans D, van Halsema E, et al. Self - expandable metal stent (SEMS) placement or emergency surgery as palliative treatment for obstructive colorectal cancer: a

systematic review and meta - analysis[J]. Crit Rev Oncol Hematol, 2020, 155: 103110 - 103125.

[104]Ribeiro IB, Bernardo WM, Martins BDC, et al. Colonic stent versus emergency surgery as treatment of malignant colonic obstruction in the palliative setting: a systematic review and meta - analysis[J]. Endosc Int Open, 2018, 6: E558 - E567.

[105]Young CJ, Zahid A. Randomized controlled trial of colonic stent insertion in non - curable large bowel obstruction: a post hoc cost analysis[J]. Colorectal Dis, 2018, 20: 288 - 295.

[106]Alcantara M, Serra - Aracil X, Falc o J, et al. Prospective, controlled, randomized study of intraoperative colonic lavage versus stent placement in obstructive left - sided colonic cancer [J]. World J Surg, 2011, 35: 1904 - 1910.

[107]Cao Y, Gu J, Deng S, et al. Long - term tumor outcomes of self expanding metal stents as bridge to surgery for the treatment of colorectal cancer with malignant obstruction: a systematic review and meta - analysis[J]. Int J Colorectal Dis, 2019, 34(11): 1827 - 1838.

[108]Gorissen KJ, Tuynman JB, Fryer E, et al. Local recurrence after stenting for obstructing left - sided colonic cancer[J]. Br J Surg, 2013, 100(13): 1805 - 1809.

[109]Sloothaak DA, van den Berg MW, Dijkgraaf MG, et al. Oncological outcome of malignant colonic obstruction in the Dutch Stent - In 2 trial[J]. Br J Surg, 2014, 101(13): 1751 - 757.

[110]Meisner S, González - Huix F, Vandervoort JG, et al. Self - expandable metal stents for relieving malignant colorectal obstruction: short - term safety and efficacy within 30 days of stent procedure in 447 patients[J]. Gastrointest Endosc, 2011,

74(4)：876－884.

[111]Saito S，Yoshida S，Isayama H，et al. A prospective multicenter study on self－expandable metallic stents as a bridge to surgery for malignant colorectal obstruction in Japan：efficacy and safety in 312 patients[J]. Surg Endosc，2016，30(9)：3976－3986.

[112]黄唯，燕善军，郑海伦，等．内镜联合X线肠道支架置入对结肠癌伴急性肠梗阻手术影响分析[J]．现代消化及介入诊疗，2020，25(10)：1372－1375.

[113]Kaplan J，Strongin A，Adler DG，et al. Enteral stents for the management of malignant colorectal obstruction[J]. World J Gastroenterol，2014，20：13239－13245.

[114]李弼民，朱萱，舒徐，等．内镜下肠道支架置入术在治疗结直肠癌并肠梗阻中的应用和价值[J]．世界华人消化杂志，2016，24(7)：1113－1116.

[115]Mackay CD，Craig W，Hussey，et al. Self－expanding metallic stents for large bowel obstruction[J]. Br J Surg，2011，98(11)：1625－1629.

[116]Lujan HJ，Barbosa G，Zeichen MS，et al. Self－expanding metallic stents for palliation and as a bridge to minimally invasive surgery in colorectal obstruction[J]. JSLS，2013，17(2)：204－211.

[117]吴洁，荣大庆，柳青峰，等．内镜下支架置入联合新辅助化疗治疗结直肠癌恶性梗阻[J]．世界华人消化杂志，2013，21(35)：141－144.

[118]Lowe AS，Beckett CG，Jowett S，et al. Self－expandable metal stent placement for the palliation of malignant gastroduodenal obstruction：experience in a large，single，UK centre[J]. Clin Radiol，2007，62：738－744.

[119]Telford JJ，Carr - Locke DL，Baron TH，et al. Palliation of patients with malignant gastric outlet obstruction with the enteral wallstent：outcomes from a multicenter study[J]. Gastrointest Endosc，2004，60：916 - 920.

[120]Dormann A，Meisner S，Verin N，et al. Self - expanding metal stents for gastroduodenal malignancies：systematic review of their clinical effectiveness[J]. Endoscopy，2004，36：543 - 550.

[121]Nassif T，Prat F，Meduri B，et al. Endoscopic palliation of malignant gastric outlet obstruction using self - expandable metallic stents：results of a multicenter study[J]. Endoscopy，2003，35：483 - 489.

[122]Abbott S，Eglinton TW，Ma Y，et al. Predictors of outcome in palliative colonic stent placement for malignant obstruction[J]. Br J Surg，2014，101(2)：121 - 126.

[123]马骏，霍介格 . 恶性肠梗阻的治疗现状与进展[J]. 世界华人消化杂志，2017，25(21)：1921 - 1927.

[124]Almadi MA，Azzam N，Alharbi O，et al. Complications and survival in patients undergoing colonic stenting for malignant obstruction[J]. World J Gastroenterol，2013，19(41)：7138 - 7145.

[125] Krouse RS. Malignant bowel obstruction [J] . J Surg Oncol，2019，120(1)：74 - 77.

[126]Kaplan J，Strongin A，Adler DG，et al. Enteral stents for the management of malignant colorectal obstruction [J] . World J Gastroenterol，2014，20：13239 - 13245.

[127]Zorn M，Domagk D，Auerbauch T，et al. Malignant bowel obstruction[J]. Z Gastroenteroll，2010，48(2)：264 - 273.

[128]Cézé N，Charachon A，Locher C，et al. Safety and efficacy of palliative systemic chemotherapy combined with colorectal self -

expandable metallic stents in advanced colorectal cancer: a multicenter study[J]. Clin Res Hepatol Gastroenterol, 2016, 40: 230 - 238.

[129]Siddiqui A, Cosgrove N, Yan LH, et al. Long - term outcomes of palliative colonic stenting versus emergency surgery for acute proximal malignant colonic obstruction: a multicenter trial[J]. Endosc Int Open, 2017, 5: E232 - E238.

[130] Small AJ, Coelho - Prabhu N, Baron TH. Endoscopic placement of self - expandable metal stents for malignant colonic obstruction: longterm outcomes and complication factors[J]. Gastrointestinal Endoscopy, 2015, 71(3): 60 - 72.

[131]Van Hooft JE, Fockens P, Marinelli AW, et al. Premature closure of the Dutch Stent - in I study[J]. Lancet, 2006, 368 (9547): 1573 - 1574.

[132] Small AJ, Coelho - Prabhu N, Baron TH. Endoscopic placement of self - expandable metal stents for malignant colonic obstruction: long - term outcomes and complication factors[J]. Gastrointest Endosc, 2010, 71: 560 - 572.

[133]Verstockt B, Van Driessche A, De Man M, et al. Ten - year survival after endoscopic stent placement as a bridge to surgery in obstructing colon cancer[J]. Gastrointest Endosc, 2018, 87 (3): 705 - 713.

[134] Van Hooft JE, Bemelman WA, Oldenburg B, et al. Colonic stenting versus emergency surgery for acute left - sided malignant colonic obstruction: a multicentre randomised trial[J]. Lancet Oncol, 2011, 12(4): 344 - 352.

[135]Pirlet IA, Slim K, Kwiatkowski F, et al. Emergency preoperative stenting versus surgery for acute left - sided malignant colonic ob-

struction：a multicenter randomized controlled trial［J］. Surg Endosc，2011，25：1814－1821.

［136］Sebastian S，Johnston S，Geoghegan T，et al. Pooled analysis of the efficacy and safety of self－expanding metal stenting in malignant colorectal obstruction［J］. Am J Gastroenterol，2004，99(10)：2051－2057.

［137］Koch M，Kienle P，Sauer P，et al. Hematogenous tumor cell dissemination during colonoscopy for colorectal cancer［J］. Surg Endosc，2004，18(4)：587－591.

［138］Maruthachalam K，Lash GE，Shenton BK，et al. Tumour cell dissemination following endoscopic stent insertion［J］. Br J Surg，2007，94(9)：1151－1154.

［139］Kim HJ，Choi GS，Park JS，et al. Higher rate of perineural invasion in stent－laparoscopic approach in comparison to emergent open resection for obstructing left－sided colon cancer［J］. Int J Colorectal Dis，2013，28(3)：407－414.

［140］Matsuda A，Miyashita M，Matsumoto S，et al. Colonic stent－induced mechanical compression may suppress cancer cell proliferation in malignant large bowel obstruction［J］. Surg Endosc，2019，33(4)：1290－1297.

［141］Shimura T，Joh T. Evidence－based Clinical Management of Acute Malignant Colorectal Obstruction［J］. J Clin Gastroenterol，2016，50：273－285.

［142］Consolo P，Giacobbe G，Cintolo M，et al. Colonic acute malignant obstructions：effectiveness of selfexpanding metallic stent as bridge to surgery［J］. Turk J Gastroenterol，2017，28：40－45.

［143］Kashimura S，Hoshino Y，Sanpei M，et al. Outcomes of Bridge to Surgery for Obstructive Colorectal Cancer after Metallic Stent

Placement in Our Hospital[J]. Gan To Kagaku Ryoho，2016，43：1641 - 1643.

[144] Van Hooft JE，Veld JV，Arnold D，et al. Self expandable metal stents for obstructing colonic and extracolonic cancer：Europea Society of Gastrointestinal Endoscopy (ESGE) Guideline Update 2020[J]. Endoscopy，2020，52(5)：389 - 407.

[145] Sebastian S，Johnston S，Geoghegan T，et al. Pooled analysis of the efficacy and safety of self - expanding metal stenting in malignant colorectal obstruction[J]. Am J Gastroenterol，2004，99(10)：2051 - 2057.

[146]张远富，熊卫平．对结直肠癌并发恶性肠梗阻患者进行手术前对其实施内镜下肠道金属支架置入治疗的效果[J]. 当代医药论丛，2021，19(20)：46 - 47.

[147]甄彦龙，邓建勇，赵景文．内镜下支架置入联合择期手术在梗阻性结直肠癌中的应用[J]. 解放军医药杂志，2018，30(7)：31 - 34.

[148]揭月高，高洪彦，张海峰．腔镜手术前支架置入对结肠癌梗阻患者手术效果及预后的影响[J]. 腹腔镜外科杂志，2019，24(10)：778 - 781.

[149]郭英辉，张啸．金属内支架治疗老年恶性肠梗阻的疗效和安全性[J]. 中国老年学杂志，2012，32(18)：4051 - 4053.

[150] Larkin JO，Moriarity AR，Cooke F，et al. Self - expanding metal stent insertion by colorectal surgeons in the management of obstructing colorectal cancers：a 6 - year experience[J]. Tech Coloproctol，2014，18(5)：453 - 458.

[151] Amber M，Watt Bmed Sc，Ian G，et al. Self - expanding Metallic Stents for Relieving Malignant Colorectal Obstruction：A Systematic Review[J]. Ann Surg，2007，246：24 - 30.

[152] Yi Zhang，Jian Shi，Bin Shi，et al. Self - expanding metallic stent as a bridge to surgery versus emergency surgery for obstructive colorectal cancer：a meta - analysis[J]. Surg Endosc，2012，26：110 - 119.

[153]Wang X，He J，Chen X，et al. Stenting as a bridge to resection versus emergency surgery for left - sided colorectal cancer with malignant obstruction：a systematic review and meta - analysis [J]. Int J Surg，2017，48：64 - 68.

[154]Cheung HY，Chung CC，Tsang WW，et al. Endo laparoscopic approach vs conventional open surgery in the treatment of obstructing left - sided colon cancer：a randomized controlled trial [J]. Arch Surg，2009，144：1127 - 1132.

[155]Amelung FJ，Burghgraef TA，Tanis PJ，et al. Critical appraisal of oncological safety of stent as bridge to surgery in left - sided obstructing colon cancer；a systematic review and meta - analysis[J]. Crit Rev Oncol Hematol，2018，131：66 - 75.

[156]Foo CC，Sht P，Rhy C，et al. Is bridge to surgery stenting a safe alternative to emergency surgery in malignant colonic obstruction：a meta - analysis of randomized control trials[J]. Surg Endosc，2019，33(1)：293 - 302.

[157]詹兴云，刘文全，谢文健，等. 三孔法腹腔镜辅助右半结肠癌根治术效果观察[J]. 中国现代普通外科进展，2018，21(6)：457 - 458.

[158]陈广灿，陈君填. 腹腔镜根治性(扩大)右半结肠切除术[J]. 中华胃肠外科杂志，2018，21(9)：1058 - 1061.

[159]康泰，韩新巍，任建庄，等. DSA 下支架置入对于右半结肠癌性梗阻的疗效与价值[J]. 临床放射学杂志，2017，36：411 - 414.

[160]李荣雪，焦月，张澍田，等. 自膨式金属支架对左半和右半结

肠恶性梗阻的治疗效果研究[J]. 临床和实验医学杂志，2019，18(18)：1992 - 1996.

[161]张尉，陈丰霖，王小众．自膨式金属支架治疗右半结肠癌伴梗阻临床研究[J]. 福建中医药大学学报，2014，48：121 - 124.

[162]Cho YK，Kim SW，Lee BI，et al. Clinical outcome of self - expandable metal stent placement in the management of malignant proximal colon obstruction[J]. Gut Liver，2011，5：165 - 170.

[163]Amelung FJ，ECJ C，Siersema PD，et al. A population - based analysis of three treatment modalities for malignant obstruction of the proximal colon：acute resection versus stent or stoma as a bridge to surgery[J]. Ann Surg Oncol，2016，23(11)：3660 - 3668.

[164]Mege D，Manceau G，Beyer L，et al. Right - sided vs left - sided obstructing colonic cancer：results of a multicenter study of the French Surgical Association in 2325 patients and literature review[J]. Int J Colorectal Dis，2019，34(6)：1021 - 1032.

[165]Kobayashi H，Miyata H，Gotoh M，et al. Risk model for right hemicolectomy based on 19,070 Japanese patients in the National Clinical Database[J]. J Gastroenterol，2014，49(6)：1047 - 1055.

八 外科治疗

手术是 MBO 的主要治疗方法之一，可使 42%～85%的 MBO 患者梗阻症状减轻，45%～75%患者饮食恢复。[1]

手术治疗的主要目的是缓解 MBO 患者症状、改善生活质量、降低肿瘤负荷及延长生存时间，手术方式有粘连松解术、病变肠段切除术、肠段吻合术、旁路手术(肠造瘘)、胃造瘘术、腹腔镜手术等。

纤维粘连松解术适用于原发病灶根治术、腹部放疗、腹腔灌注化疗导致腹腔纤维化引起的肠梗阻，可延长患者生存时间和提高生存质量。

1 适应证与禁忌证

MBO 手术治疗需根据患者年龄，白蛋白水平，肿瘤部位、性质、分期及合并症选择相应的术式[2]，术前通常很难确定手术方式，只有在术中才能确定是否施行造口或短路手术或积极减瘤手术。[3]

MBO 手术仅适用于机械性梗阻和(或)肿瘤局限、单一部位梗阻，且有可能对进一步内科抗肿瘤治疗获益的患者。

肠道单段梗阻的干预措施，包括减压或行吻合或留置造瘘口的开腹手术[4]；在诊断 MBO 时即应考虑是否可行手术治疗，如果近端肠管的长度可保证胃肠道的自主功能(短肠综合征的风险低)，或肠管吻合后并发症的风险过高，可选择留置造瘘口。[5]

对不能耐受手术、近期开腹手术证实无法进一步手术、既往腹部手术显示肿瘤弥漫性转移、影像学检查证实腹腔内广泛转移伴多段梗阻、触及弥漫性腹腔内肿物而无法分离肠管、预期生存时间小于 2 个月者，应考虑其他非手术治疗方法。

对于广泛转移、大量腹水、腹腔放疗史、心肺功能差、凝血功能明显异常、营养状态差及高龄患者不宜行手术治疗。

有研究报道[6]，妇科肿瘤术后发生 MBO，其舒缓性手术治疗的患者生存期长于保守治疗的患者。

2 手术风险与预后评估

2.1 手术风险

2.1.1 并发症

MBO 病情复杂，手术治疗难度较大[7]，在术前对于 MBO 患者必须充分考虑手术带来的益处与风险。[8]

目前手术治疗的疗效仍存在争议，且术后生活质量的改善率不确切。[9]一项涉及17项系统回顾性分析的研究发现，MBO行手术治疗后患者的死亡率、严重并发症发生率、再梗阻率、二次手术率、再入院率均较高。[10]据报道[11-12]，肠梗阻手术治疗的并发症发生率为9%～90%，死亡率为9%～40%，复发率为10%～50%，6%～47%患者出现再次梗阻，平均生存时间仅为26～273d[1,13]；严重并发症有肺栓塞、腹膜炎、切口感染、肠外瘘、吻合口瘘、深静脉血栓等。

Paul - Olsonl 等[10]分析了2347篇MBO论文，发现手术可使32%～100%的患者解除肠梗阻症状，45%～75%的患者恢复饮食，34%～87%的患者可出院。但手术病死率高(6%～32%)，严重并发症常见(7%～44%)，再梗阻率高(6%～47%)。作者认为，手术可以使MBO患者获益，但代价较大。

Goto 等[6]报道了一组女性生殖系统肿瘤合并MBO患者，其舒缓性手术后患者中位生存时间为146d，显著长于非手术组的69d($P<0.0001$)。

2.1.2 急诊手术与择期手术

据文献报道[14-15]，MBO急诊手术与择期手术的并发症发生率、病死率有显著差异，急诊手术的并发症发生率为40%～50%，病死率为15%～20%(甚至有报道高达23%～45%)，而择期手术病死率在0.9%～6%之间，明显低于急诊手术。

Huang 等[16]报道，接受急诊手术的患者中，只有

55%的患者进行了一期吻合术；接受造口的患者中，超过30%由于种种原因造口无法进行回纳而成为永久性造口，大大降低了患者的生活质量。[17]

即使在肿瘤相同分期的情况下，接受急诊手术的MBO患者较择期手术患者的预后差、转移风险高[18-20]，可能与伴有梗阻患者的一般情况和营养状况较差、急诊手术给患者带来的损伤等有关[21]，因在急性结肠恶性梗阻的状况下，患者可能存在各种危险因素，如脱水、第三间隙液体积聚、贫血、代谢紊乱与营养不良、酸碱失衡、高龄、心肺肾等重要器官伴随疾病等各种状况，这些因素对急诊手术患者预后极为不利。

2.2 手术预后评估

Goto等[6]指出，末次化疗后到出现MBO(确诊)的间隔时间是手术治疗的重要预测参数，间隔时间越长，手术概率越大，效果越好。Medina - Franco等[22]指出，高龄、低白蛋白、体力状况差是影响MBO手术成功率的3个主要障碍。

有研究显示[23]，腹水、肿瘤广泛转移、影像显示小肠完全性梗阻、低蛋白血症以及白细胞异常可辅助评估恶性肠梗阻患者手术治疗的短期预后。

李辉等[24]通过联合应用急性生理学和慢性健康状况评分(APACHE)-Ⅱ，以及改良手术并发症和死亡率评分系统中的手术侵袭度评分，对148例MBO病例进行病情评估，发现上述2项指标对预测患者术后死亡率及并发症发生率有重要意义，当 APACHE－Ⅱ评分≥17分、手术侵袭度评分≥14 分时，患者术后的病死率超过85％，显著高于手术侵袭度评分＜14 分时患者 25％的术后病死率；当 APACHE－Ⅱ评分≥14 分、手术侵袭度评分≥14 分时，患者术后并发症发生率接近 80％，显著高于手术侵袭度评分＜14 分时患者 61.54％的术后并发症发生率。

多数学者认为[25-26]，术后生存时间＞60d，可作为舒缓手术治疗有效的标志之一。Zoetmulder 等[27]的研究显示，在手术治疗获益的患者中，手术治疗的无梗阻生存略优于药物治疗。

卵巢上皮癌所致的 MBO 常为腹腔弥漫性转移而导致的多部位(即多段)梗阻，手术常常无法解决所有节段的梗阻。有小样本研究显示[28]，手术治疗卵巢癌伴 MBO 的成功缓解率可达 66％～88％，而中位 OS 仅为 90.5～196d[29]，其多段肠道梗阻、腹部肿块、大量腹水、高龄、曾接受过腹部或盆腔放疗等是导致卵巢癌伴 MBO 手术成功缓解率下降、死亡率上升的不良因素。[30-31]

3 手术方式

目前，MBO 的手术治疗方式主要为以根治肿瘤为主的肿瘤根治性切除手术和以缓解症状为主的舒缓性手术。[32-33]

左半结肠恶性梗阻(left - sided malignant colonic obstruction, LMCO)患者往往存在水、电解质平衡紊乱，贫血，低蛋白血症等，手术风险较高，梗阻近端肠管扩张水肿、血运障碍等导致肠管一期吻合吻合口瘘发生率较高。急诊手术治疗多施行切除或不切除原发肿瘤在内的肠道造口术以紧急解除肠道梗阻，其中以切除原发肿瘤在内的 Hartman 手术为主，择期行造口还纳。

对 LMCO 患者行手术治疗，虽能减少腹腔感染和肠瘘的发生，却延长了治疗周期。[34]

3.1 肿瘤根治性手术

传统的肿瘤根治性手术包括切除吻合术、Hartmann 手术、结肠次全或全切除术等，适用于单一部位的梗阻、粘连引起的机械性肠梗阻。

腹盆腔肿瘤，尤其是结直肠癌，有时以急性肠梗阻为首发症状；妇科肿瘤如卵巢癌，若广泛播散亦易合并肠梗阻。此类患者如无手术禁忌，且肿瘤可切除，可行根治性肿瘤切除手术。

一般可采用开腹手术或腹腔镜手术。近年来，随着肠梗阻导管与 SMES 的普及，腹腔镜手术的优势越来越明显。

3.2 肿瘤舒缓性手术

舒缓性手术包括减瘤术(肠段切除)、肠段吻合(internal bypass, IB)、肠造瘘(diverting stoma, DS)等，

适用于MBO合并腹腔广泛转移的患者。手术的目的首先是解除因肿瘤复发转移导致的单一或多个部位的肠梗阻，恢复胃肠道功能，改善患者生存质量；其次是在此基础上尽量切除肿瘤、减小肿瘤体积，延长患者生存时间。

Shariat－Madar等[35]分析了313例接受手术治疗的MBO患者，249例为肿瘤腹腔转移导致肠梗阻；患者总生存期平均为6.4个月，其中肿瘤姑息性手术者7.2个月、造口术者3.4个月、短路手术者2.7个月；肿瘤切除术后37%的患者出现并发症。

3.2.1 减瘤术

有研究报道，对于肿瘤生物学行为较好的患者，积极施行减瘤手术可能会带来生存获益[36-39]，但目前仍缺乏高级别的循证医学证据。[40]

恶性肠梗阻减瘤手术首要目标是缓解症状、恢复经口进食[41]，多用于卵巢癌、结直肠癌腹腔转移合并MBO的患者[10]，较造口或短路术有更高的症状缓解率[42]，术后30d内并发症发生率、病死率分别为6%～40%、5%～15%[43-45]，再梗阻发生率为6%～47%[10,46]，中位生存时间为4～9个月。[47-48]

陈鹏举等[3]对46例结直肠癌、广泛腹腔转移、影像学上梗阻部位位于Treitz韧带以下、肠梗阻保守治疗无效、预计生存期2个月以上的患者实施了造口或短路手术或减瘤手术治疗，接受减瘤手术23例，术后症状缓解率为91.3%，显著高于造口或短路；并发症发生率，减瘤手术与造口或短路无统计学差异；术后 24 例患者进行了内科系统治疗（如化疗、靶向治疗），中位总生存时间为 6.4 个月，减瘤手术患者的中位生存期显著长于造口或短路患者（11.5 个月 vs 5.2 个月，$P=0.024$）。

3.2.2 肠段吻合术

肠段吻合术适用于梗阻部位肿瘤无法切除、多段多处肠梗阻或不能耐受根治手术的 MBO 患者，即绕过梗阻部位，将近远端肠管进行侧侧吻合，包括小肠-小肠的侧侧吻合和小肠-结肠的侧侧吻合。

肠段吻合术可达到解除肠梗阻的目的，且可行 1 处以上的肠管的侧侧吻合，解决了多段、多处梗阻的难题，其手术治疗受益的患者生存质量优于药物治疗。[27]

Lefevre 等[49]总结了 20 年放射性肠炎术后肠梗阻（CRE）外科治疗经验，结果表明，侧侧吻合较端侧或端端吻合更为安全，吻合器侧侧吻合为首选。Higashi 等[50]报道，在结直肠癌合并 MBO 舒缓性手术中，最多行 3 个旁路手术，无并发症发生。

3.3 腹腔镜手术

随着微创手术技术的日益成熟及手术器材的完善，尤其是肠梗阻导管和 SEMS 的普及，MBO 腹腔镜手术的优势越来越明显。

腹腔镜治疗 MBO，具有安全有效、创伤性小等优势。[51]华海峰等[52]报道了 117 例结肠癌合并肠梗阻患者，其中传统开腹手术 45 例、腹腔镜手术 72 例，结果表明，腹腔镜患者术中出血、术后镇痛时间、胃肠功能恢复时间、下床活动时间、术后并发症均优于开腹手术。Zhou 等[53]对 74 例结直肠癌所致急性 MBO 患者成功放置 SEMS 后，行腹腔镜手术 16 例、开腹手术 58 例，结果显示，腹腔镜手术患者术后肠功能恢复快、术后住院时间短，但手术时间长；腹腔镜联合 SEMS 治疗结直肠癌所致肠梗阻损伤小、恢复快、预后良好。

对于粘连性 MBO，腹腔镜技术及经验要求较高，尤其是广泛致密粘连且合并肠管扩张明显的患者，腹腔镜手术易损伤肠管，应充分考虑腹腔镜手术的风险。[54]

3.3.1 术前准备

(1)禁饮食。通过置入肠梗阻导管，可充分灌洗结直肠，有利于清除残留积气及粪便，缓解梗阻症状，平衡肠道菌群，改善肠道血液循环等。[55-58]

郭永团等[59]报道了 24 例 X 线透视下经鼻型肠梗阻导管置入的回盲部恶性梗阻患者，技术成功率 100%，临床症状缓解率 100%，无置管相关并发症发生，且腹腔镜术中见肠壁无明显充血、水肿，术后无切口感染、吻合口出血、吻合口瘘并发症发生，认为经鼻型肠梗阻导管置入联合腹腔镜治疗回盲部恶性肠梗阻可行、安全、有效。

支架置入可桥接腹腔镜手术治疗[60-61]，但 Saida 等[62]报道，置入支架后再行腹腔镜手术治疗梗阻性结肠肿瘤患者的 3 年、5 年生存率与急诊手术对比，差异无统计学意义。

在肠梗阻导管或支架置入多长时间后进行腹腔镜手术，目前仍没有统一标准，主要取决于患者肠道水肿情况、炎症情况、水电解质恢复情况、机体功能等，但更多的研究建议在7～11d后行腹腔镜手术。

(2)对患者及家属进行适当的心理护理，以消除患者紧张、焦虑、恐惧等不良情绪。[63]

(3)进行营养支持和常规补液。

3.3.2 术中管理

(1)要求术者充分了解MBO患者的临床表现、影像学检查特点，灵活应用腹腔镜相关设备及手术器械，使用圆钝型器械或无创型抓钳，且操作器械始终在手术视野范围内，如此可有效避免肠壁损伤。[64]

(2)有学者[65]建议使用35～37℃的灌洗液灌洗肠道，可更好地维持患者在36～36.5℃的正常体温，有效避免因低温灌洗导致患者出现围术期体温过低，导致麻醉复苏时间延长、疼痛加剧、舒适度降低、心律失常等严重并发症发生。[66]亦有学者认为[67]，术中肠道灌洗(Intraoperative colonic lavage)有增加肠壁水肿的可能，增加吻合口瘘发生率，其吻合口瘘、感染率达30%。

(3)术中镇痛不建议采用阿片类药物，因阿片类药物易产生呼吸抑制、恶心呕吐、抑制肠蠕动等不良反应，最好采用非甾体抗炎药物，在保证镇痛疗效的同时还可有效降低胃肠道反应。

(4)手辅助腹腔镜(hand - assisted laparoscopic surgery, HALS)与传统开腹比较，可利用手的灵活性及敏

感的触觉能力对腹腔镜无法探查的小病灶、淋巴结等作出更好的判断，可更高效地进行钝性分离、精细操作、处理出血等[68]，还可减少术中出血、住院天数，但吻合口瘘、吻合口出血、腹腔感染等术后并发症与传统开腹手术无差异。[69]

3.3.3 术后管理

术后需尽快促进肠道功能的恢复。肠内营养较肠外营养更接近生理性方式，能有效促进胃肠道激素的分泌和胃肠功能的恢复。

(1)研究表明[70-72]，结直肠癌 MBO 腹腔镜术后早期经口进食具有有效促进肠道功能、免疫功能恢复，保护肠道黏膜，平衡肠道菌群，减少胃管留置所产生的并发症，减轻胰岛素抵抗等优势。

对于术后首次进食时间、进食量大小、食品种类目前尚无统一标准。有学者[73]认为，直肠癌合并恶性肠梗阻患者术后过早经口进食会增加这类患者发生吻合口瘘的风险，建议待患者胃肠功能恢复后方可经口进食。周李娜等[65]指出，恶性肠梗阻患者术后，早期咀嚼口香糖可有效促进肠道排气，适当的胃肠减压可提高患者舒适度。

(2)对需行急诊腹腔镜手术的 MBO 患者，应根据梗阻部位及再发生梗阻的风险判断是否需要行鼻胃管插管进行胃肠减压。对再发肠梗阻风险较高的患者，建议进行鼻胃管胃肠减压。[74]

(3)术后尽早下床活动，有助于降低肺部炎症及胃肠功能障碍发生率，消除患者不良情绪，提高依从性，缩短住院时间等。

(4)恶性肠梗阻患者术后往往伴有疼痛、紧张、焦虑等负性情绪，必要的镇痛处理显得十分必要，非甾体抗炎药在控制这类患者术后疼痛方面明显优于阿片类药物。[75]

参考文献

[1]Selby D, Wright F, Stilos K, et al. Room for improvement. A quality-of-life assessment in patients with malignant bowel obstruction[J]. Palliat Med, 2010, 24(1): 38-45.

[2]王志伟，高超英，张墨缘. 结肠癌所致急性肠梗阻患者手术时机及术式的选择对疗效的影响[J]. 临床和实验医学杂志，2014，13(4)：325-327.

[3]陈鹏举，王林，陈楠，等. 手术治疗结直肠癌腹腔转移导致的恶性肠梗阻短期效果和预后分析[J]. 中华胃肠外科杂志，2019，22(11)：1051-1057.

[4]Ferguson HJ, Ferguson CI, Speakman J, et al. Management of intestinal obstruction in advanced malignancy[J]. Ann Med Surg (Lond), 2015, 4: 264-270.

[5]Paul Olson TJ, Pinkerton C, Brasel KJ, et al. Palliative surgery for malignant bowel obstruction from carcinomatosis: a systematic review[J]. JAMA Surg, 2014, 149: 383-392.

[6]Goto T, Takano M, Aoyama T, et al. Outcomes of palliative bowel surgery for malignant bowel obstruction in patients with gynecological malignancy[J]. Oncology Letters, 2012, 4(5): 883-888.

[7]Pujara D，Chiang YJ，Cormier JN，et al. Selective approach for patients with advanced malignancy and gastrointestinal obstruction [J]. J Am Coll Surg，2017，225(1)：53 - 59.

[8]Longford E，Scott A，Fradsham S，et al. Malignant bowel obstruction - a systematic literature review and evaluation of current practice[J]. Supportive & Palliative Care，2015，5：119 - 128.

[9]Kulah B，Ozmen M，Ozer MV，et al. Outcomes of emergency surgical treatment in malignant bowel obstruction[J]. Hepatogastroenterology，2005，52(64)：1122 - 1127.

[10]Paul - OlsonL TJ，Pinkerton C，Brasel KJ，et al. Palliative surgery for malignant bowel obstruction from carcinomatosis：a systematic review[J]. JAMA Surg，2014，149(4)：383 - 392.

[11]Parveen Z，Qureshi AN，Akbar M，et al. Palliative surgery for intestinal obstruction due to recurrent ovarian cancer[J]. J Ayub Med Coll Abbottabad，2009，21(1)：135 - 136.

[12]Suidan RS，He W，Sun CC，et al. Treatment Patterns，Outcomes，and Costs for Bowel Obstruction in Ovarian Cancer[J]. Int J Gynecol Cancer，2017，27(7)：1350 - 1359.

[13]夏月琴，焦爱民，朱红梅. 肿瘤患者伴肠梗阻 39 例非手术治疗体会[J]. 现代肿瘤医学，2012，20(2)：390 - 393.

[14]Breitenstein S，Rickenbacher A，Berdajs D，et al. Systematic evaluation of surgical strategies for acute malignant left - sided colonic obstruction[J]. Br J Surg，2007，94(12)：1451 - 1460.

[15]石田康男，幡谷洁，樱井修，等. 肠梗阻导管经肛门引流新疗法[J]. 腹部急救诊疗进步，1999，19(1) 35 - 37.

[16] Huang X，Lv B，Zhang S，et al. Preoperative colonic stents versus emergency surgery for acute left - sided malignant colonic obstruction：a meta - analysis[J]. J Gastrointest Surg，2014，18

(3)：584－591.

[17]Kairaluoma M，Rissanen H，Kultti V，et al. Outcome of temporary stomas. A prospective study of temporary intestinal stomas constructed between 1989 and 1996[J]. Dig Surg，2002，19(1)：45－51.

[18]Umpleby HC，Williamson RC. Survival in acute obstructing colorectal carcinoma[J]. Dis Colon Rectum，1984，27(5)：299－304.

[19]Korenaga D，Ueo H，Mochida K，et al. Prognostic factors in Japanese patients with colorectal cancer：the significance of large bowel obstruction－univariate and multivariate analyses[J]. J Surg Oncol，1991，47(3)：188－192.

[20] Runkel NS，Schlag P，Schwarz V，et al. Outcome after emergency surgery for cancer of the large intestine[J]. Br J Surg，1991，78(2)：183－188.

[21]Anderson JH，Hole D，McArdle CS. Elective versus emergency surgery for patients with colorectal cancer[J]. Br J Surg，1992，79(7)：706－709.

[22]Medina－Franco H，Garcia－Alvarez MN，Ortiz－Lpez LJ，et al. Predictors of advers surgical outcome in the management of malignant bowel obstruction[J]. Rev Invest Clin，2008，60(3)：212－216.

[23]Henry JC，Pouly S，Sullivan R，et al. A scoring system for the prognosis and treatment of malignant bowel obstruction[J]. Surgery，2012，152(4)：747－756.

[24]李辉，冯志鹏，高鹏，等．恶性肠梗阻手术风险的评估[J]. 齐鲁医学杂志，2015，30(1)：24－25.

[25]Lau PW，Lorentz TG. Results of surgery for malignant bowel obstruction in advanced，unresectable，recurrent colorectal cancer

[J]. Dis Colon Rectum，1993，36(1)：61－64.

[26]赵禹博，王锡山．恶性肠梗阻的诊断与治疗[J]. 中华结直肠疾病电子杂志，2015，32(5)：538－539.

[27] Zoetmulder FA，Helmerhorst TJ，Van Coevorden F，et al. Management of bowel obstruction in patients with advanced ovarian cancer[J]. Eur J Cancer，1994，30A(11)：1625－1628.

[28]Pothuri B，Vaidya A，Aghajanian C，et al. Palliative surgery for bowel obstruction in recurrent ovarian cancer：an updated series [J]. Gynecol Oncol，2003，89(2)：306－313.

[29]Caprotti R，Bonard C，Crippa S，et al. Palliative surgery for recurrent bowel obstruction due to advanced ovarian cancer[J]. Minera Ginecol，2006，58(3)：239－244.

[30]Li ZT，Wu XH，Fu SL. Benefit of palliative surgery for bowel obstruction in recurrent ovarian carcinoma[J]. Zhonghua Fu Chan Ke Za Zhi，2004，39(4)：260－263.

[31]Higashi H，Shida H，Ban K，et al. Factors affecting successful palliative surgery for malignant bowel obstruction due to peritoneal dissemination from colorectal cancer[J]. Jpn J Clin Oncol，2003，33(7)：357－359.

[32] Dolan EA. Malignant bowel obstruction：a review of current treatment strategies[J]. Am J Hosp Palliat Care，2011，28(8)：576－582.

[33]Dastur JK，Forshaw MJ，Modarai B，et al. Comparison of short－and long－term outcomes following either insertion of self－expanding metallic stents or emergency surgery in malignant large bowel obstruction[J]. Tech Coloproctol，2008，12(1)：51－55.

[34]Morino M，Bertello A，Garbarini A，et a1. Malignant colonic obstruction managed by endoscopic stent decompression followed

by iaparoscopic resections[J]. Surg Enclose, 2002, 16: 1483 - 1487.

[35]Shariat - Madar B, Jayakrishnan TT, Gamblin TC, et al. Surgical management of bowel obstruction in patients with peritoneal carcinomatosis[J]. J Surg Oncol, 2014, 110(6): 666 - 669.

[36]Anwar S, Peter MB, Dent J, et al. Palliative excisional surgery for primary colorectal cancer in patients with incurable metastatic disease. Is there a survival benefit? A systematic review[J]. Colorectal Dis, 2012, 14(8): 920 - 930.

[37]Gootjes EC, Bakkerus L, Ten Tije AJ, et al. The value of tumour debulking for patients with extensive multi - organ metastatic colorectal cancer[J]. Eur J Cancer, 2018, 103: 160 - 164.

[38]Kecmanovic DM, Pavlov MJ, Ceranic MS, et al. Treatment of peritoneal carcinomatosis from colorectal cancer by cytoreductive surgery and hyperthermic perioperative intraperitoneal chemotherapy[J]. Eur J Surg Oncol, 2005, 31(2): 147 - 152.

[39]Jiménez - Pérez J, Casellas J, García - Cano J, et al. Colonic stenting as a bridge to surgery in malignant large - bowel obstruction: a report from two large multinational registries[J]. Am J Gastroenterol, 2011, 106(12): 2174 - 2180.

[40]Lilley EJ, Cooper Z, Schwarze ML, et al. Palliative care in surgery: defining the research priorities[J]. Ann Surg, 2018, 267(1): 66 - 72.

[41]Tran E, Spiceland C, Sandhu NP, et al. Malignant bowel obstruction in patients with recurrent ovarian cancer[J]. Am J Hosp Palliat Care, 2016, 33(3): 272 - 275.

[42]Blair SL, Chu DZ, Schwarz RE. Outcome of palliative operations for malignant bowel obstruction in patients with peritoneal carcinomatosis from nongynecological cancer[J]. Ann Surg Oncol,

2001，8(8)：632－637.

[43]Alese OB，Kim S，Chen Z，et al. Management patterns and predictors of mortality among US patients with cancer hospitalized for malignant bowel obstruction[J]. Cancer，2015，121(11)：1772－1778.

[44]Miner TJ，Brennan MF，Jaques DP. A prospective，symptom related，outcomes analysis of 1022 palliative procedures for advanced cancer[J]. Annal Surg，2004，240(4)：719－727.

[45]张亮，龚剑峰，倪玲，等. 放射性肠炎合并肠梗阻行病变肠管切除术后远期随访分析[J]. 中华外科杂志，2014，52(2)：94－98.

[46]Fiori E，Lamazza A，Schillaci A，et al. Palliative management for patients with subacute obstruction and stage IV unresectable rectosigmoid cancer：colostomy versus endoscopic stenting：final results of a prospective randomized trial[J]. Am J Surg，2012，204(3)：321－326.

[47] Abbas SM，Merrie AE. Resection of peritoneal metastases causing malignant small bowel obstruction[J]. World J Surg Oncol，2007，5：122.

[48]Krouse RS. Surgical management of malignant bowel obstruction [J]. Surg Oncol Clin N Am，2004，13(3)：479－490.

[49]Lefevre JH，Amiot A，Joly F，et al. Risk of recurrence after surgery for chronic radiation enteritis[J]. Br J Surg，2011，98(12)：1792－1797.

[50]Higashi H，Shida H，Ban K，et al. Factors affecting successful palliative surgery for malignant bowel obstruction due to peritoneal dissemination from colorectal cancer[J]. Jpn J Clin Oncol，2003，33(7)：357－359.

[51]严平雄，王正文. 腹腔镜手术对结肠癌肠梗阻患者的手术效果及炎

症指标的影响[J]. 中国普通外科杂志，2018，27(4)：514－518.

[52]华海峰，张承华，刘建诚，等. 腹腔镜手术治疗结肠癌合并肠梗阻72例临床体会[J]. 江西医药，2014，49(8)：688－689.

[53]Zhou JM，Yao LQ，Xu JM，et al. Self－expandable metallic stent placement plus laparoscopy for acute malignant colorectal obstruction[J]. World J Gastroenterol，2013，19(33)：5513－5519.

[54]杜燕夫，渠浩. 腹腔镜手术治疗肠梗阻技术难点及对策[J]. 中国实用外科杂志，2015，35(5)：496－499.

[55]Shi Y，Zhang XP，Qin H，et al. Naso－intestinal tube is more effective in treating postoperative ileus than nasogastric tube in elderly colorectal cancer patients[J]. Int J Colorectal Dis，2017，32(7)：1047－1050.

[56]张志强，卢云锋，张晨阳. 经肛门肠梗阻导管减压后腹腔镜手术治疗梗阻性结直肠癌[J]. 广东医学，2014，35(1)：80－81.

[57]Repici A，Adler DG，Gibbs CM，et al. Stenting of the proximal colon in patients with malignant large bowel obstruction：techniques and outcomes[J]. Gastrointest Endosc，2007，66(5)：940－951.

[58]Lee GJ，Kim HJ，Back JH，et al. Comparison of short－term outcomes after elective surgery following endoscopic stent insertion and emergency surgery for obstructive colorectal cancer[J]. Int J Surg，2013，11(6)：442－446，944.

[59]郭永团，杜洪涛，李德春. 经鼻型肠梗阻导管置入联合腹腔镜治疗回盲部恶性肠梗阻[J]. 医学影像学杂志，2021，31(11)：1922－1924.

[60]林燕风，张北平，吴文斌，等. 回肠末端置入胆道支架解除回盲部恶性梗阻1例的手术配合[J]. 中国内镜杂志，2016，22(1)：109－110.

[61]冰熔，杜雅菊，陈晶，等. 结肠镜辅助下放置回盲部结肠支架一例[J]. 中华消化内镜杂志，2006，23(3)：178.
[62]Saida Y，Sumiyama Y，Nagao J，et al. Long - term prognosis of preoperative"bridge to surgery"expandable metallic stent insertion for obstructive colorectal cancer：comparison with emergency operation[J]. Dis Colon Rectum，2003，46：44 - 49.
[63]唐红梅，李文美，孟文霄. 分级心理护理对结直肠癌手术患者负性情绪和希望水平的影响[J]. 世界华人消化杂志，2015，23(6)：1022 - 1027.
[64]周启军. 腹腔镜手术治疗恶性肠梗阻的围术期管理现状与研究进展[J]. 微创医学，2019，14(1)：69 - 71，102.
[65]周李娜，潘欣欣，蔡晓燕，等. 快速康复护理在介入支架联合手术治疗老年恶性肠梗阻患者中的应用[J]. 解放军护理杂志，2017，34(15)：41 - 43，52.
[66]孙育红，王晖，黄静. 不同年龄病人在全身麻醉手术中体温变化的研究[J]. 护理研究，2013，27(8)：729 - 731.
[67]Sebastian S，Johnston S，Geoghegan T，et al. Pooled analysis of the efficacy and safety of self - expanding metal stenting in malignant colorectal obstruction[J]. Am J Gastroenterol，2004，99(10)：2051 - 2057.
[68]冯慧远，周定耕. TLC 与 HALS 治疗急诊梗阻性左半结肠癌或直肠癌的可行性和安全性研究[J]. 海南医学院学报，2015，21(3)：368 - 371.
[69]刘少杰，任镜清，罗辉兴，等. 手辅助腹腔镜在右半结肠癌并急性肠梗阻中的应用[J]. 腹部外科，2016，29(6)：459 - 462.
[70]高俊峰，阎玉矿. 腹腔镜结直肠癌患者术后早期经口进食的应用研究进展[J]. 医学综述，2018，24(2)：290 - 294，300.
[71]龚龙波，吕孝鹏，孟良，等. 腹腔镜辅助结直肠癌术后早期经

口进食的安全性观察[J]. 中华普通外科学文献(电子版)，2014，8(3)：200-203.

[72]毛奇琦，钟良，王昕海，等. 早期进食促进腹腔镜结直肠癌切除术患者术后恢复的效果观察[J]. 癌症进展，2017，15(6)：720-722.

[73]王新，周建平，张丹华，等. 直肠癌术后发生吻合口瘘危险因素分析[J]. 中国实用外科杂志，2014，43(9)：876-879.

[74]马骏，霍介格. 恶性肠梗阻的治疗现状与进展[J]. 世界华人消化杂志，2017，25(21)：1921-1927.

[75]邓小虎. 非甾体抗炎药镇痛作用的临床应用进展[J]. 中国新药杂志，2014，23(14)：1637-1642.

九 内科治疗

多数文献报道，MBO 多为晚期肿瘤并发症，肿瘤根治性治疗机会极少。因此，内科舒缓治疗在 MBO 综合治疗中占有重要地位。有研究报道，MBO 患者采用内科药物治疗的比例高达 49%以上。[1]

无论是进展期胃癌或伴有腹腔、盆腔种植性转移而发生的 MBO，还是结直肠癌以梗阻为首发症状就诊而行手术切除(术后病理分期为Ⅲ期者占绝大多数)；无论是卵巢癌合并 MBO 的减灭手术，还是卵巢癌同时并发大量腹水、MBO，其内科综合治疗无论是在减轻痛苦、维持生命体征、提高生活质量，还是在延长生存等方面均发挥着重要作用。[2]

MBO 内科舒缓治疗，通常包括禁饮食、止吐、止痛、灌肠通便或口服通便、肠外营养，以及抗肿瘤治疗等，其中抗肿瘤治疗是对因治疗，是 MBO 综合治疗中的关键。

一般而言，通过禁食、抑酸、纠正电解质与酸碱失衡、抗感染、胃肠减压、肠外营养等处理[3]，可减少胃肠道蠕动和消化液分泌，明显改善肠梗阻症状。

癌症支持疗法多国学会（Multinational Association for Supportive Care in Cancer，MASCC）2022年颁布了最新晚期癌症患者恶性肠梗阻的内科管理指南。该指南总结分析了17656篇已发表的MBO研究，其中397篇入选了指南，就MBO相关恶心和呕吐、排便、疼痛、炎症、肠道减压和营养的管理提出了25条循证医学推荐和建议，同时对MBO护理计划和社会心理支持提供了专家共识。多数学者认为，MASCC－MBO指南是全面的、基于循证医学证据的晚期癌症患者MBO极好的管理推荐；并一致认为，MBO治疗需多学科协同制订个体化治疗方案，手术不适于所有MBO患者，应以综合治疗为主，舒缓治疗可有效改善患者症状和生存质量。

1 止吐治疗

恶心、呕吐是完全性或不完全性MBO患者常见的临床表现，严重影响MBO患者生活质量，甚至出现脱水、电解质紊乱等。因此，积极处理恶心、呕吐，对改善患者一般状况、缓解患者心理压力具有重要意义。

MBO通常经胃肠减压及肠外补液后可显著缓解患者的恶心、呕吐症状，但对于仍有呕吐的患者需及时给予止吐治疗。

目前，MBO临床上常用的止吐药物包括促进胃肠动力性药物、中枢性止吐药，以及生长抑素类似物、糖皮质激素等。

MASCC/ESMO 指南建议[4]，在癌症晚期患者中控制恶心和呕吐的首选药物是甲氧氯普胺，而对于完全性肠梗阻患者，建议使用氟哌啶醇。

雷尼替丁可能是 MBO 患者恶心和呕吐的有效药物，其Ⅲ级证据是基于 1 项没有对照的 RCT 研究。

在处理包括恶心和呕吐在内的 MBO 症状方面，小剂量丁溴酸莨菪碱不如奥曲肽，为Ⅱ级证据，高度共识。

在一项小型随机试验中，奥氮平或甲氧氯普胺可有效缓解继发于部分肠梗阻的恶心和呕吐（Ⅲ级证据）；甲氧氯普胺和奥氮平可作为止吐药，但证据仅来源于一个有较高的偏倚风险的小型随机试验[5]，为Ⅱ级证据，高度共识。用法为奥氮平每天 5mg，或甲氧氯普胺每天 20～30mg，连续 3d。

1.1 促胃肠动力止吐药物

促胃肠动力的多巴胺受体拮抗剂可阻断多巴胺受体，增加食管下段括约肌的压力，促进胃动力，促进胃排空，提高肠内容物的通过率，同时具有中枢性镇吐作用，适用于肠梗阻早期、不完全性梗阻。但不推荐用于完全性机械性肠梗阻。

常用的 MBO 促胃肠动力止吐药物有甲氧氯普胺、多潘立酮、莫沙必利等。甲氧氯普胺除可增强胃肠道蠕动外，还可作用于延脑的催吐化学敏感区，产生强大的中枢性镇吐作用，适用于功能性肠梗阻、不完全性梗阻。[6]对机械性肠梗阻、完全性肠梗阻伴有绞痛的患者不推荐使用。

研究表明[7]，甲氧氯普胺对恶心、呕吐和恢复胃肠动力有效，尤其是不完全性肠梗阻；多潘立酮对控制呕吐无效。MASCC 指南指出，由于多潘立酮、甲氧氯普胺有肠道穿孔的潜在风险，在完全性 MBO 中避免使用，证据级别为Ⅲ级，推荐等级为 B。

1.2 中枢性止吐药

中枢性止吐药主要通过作用于与呕吐反应相关的中枢化学感受器，从而达到止吐目的，常用药物有氟哌啶醇、甲氧异丙嗪、甲哌氯丙嗪及氯丙嗪等。

异丙嗪具有镇静作用，疗效更佳，地西泮、氟哌啶醇可通过镇静起到辅助止呕作用。氟哌啶醇的镇定和抗胆碱能作用较吩噻嗪弱，副作用小。在随机试验中，氟哌啶醇被用于治疗 MBO 引起的爆发性恶心、呕吐，但没有与其他止吐药进行比较，故为Ⅲ～Ⅳ级证据。

另外，迄今没有随机试验证据证明，昂丹司琼、赛克力嗪、丙氯拉嗪、异丙嗪、氯丙嗪或大麻是治疗 MBO 的有效止吐药。

溴丁东莨菪碱(莨菪碱)是一种抗胆碱能药物(Anticholinergics)，可减少胃肠道分泌物，止吐疗效可能不如奥曲肽，证据级别为Ⅲ级，推荐等级为 D。

丁酰苯类抗精神病药物(Butyrophenone antipsychotic)通常用作抗精神病治疗的谵妄管理，但亦用于 MBO 恶心、呕吐的治疗，临床上主要使用的是氟哌啶醇。相关研究提示[8-10]，氟哌啶醇能有效缓解MBO所致恶心、呕吐，是完全性肠梗阻的首选止吐剂。MASCC指南推荐使用于完全性MBO，证据级别为Ⅳ级，推荐等级为B。

吩噻嗪类药物是第一代抗精神病药物，可用来预防和控制恶心、呕吐，常用药物有氯丙嗪、丙氯哌嗪和甲氧异丁嗪(又称左美丙嗪)。有研究报道[8]，氯丙嗪、丙氯哌嗪和甲氧异丁嗪能有效减少MBO患者的恶心、呕吐。MASCC指南证据级别为Ⅳ级，推荐等级为D。

奥氮平是第二代吩噻苯二氮卓类抗精神病药(Thienobenzodiazepene antipsychotic)，可拮抗5-HT3和5-HT2以及多巴胺D_2受体，可能具有止吐作用。有研究发现[11]，奥氮平可降低晚期癌症合并不完全性肠梗阻患者的恶心程度和呕吐频率。MASCC指南证据级别为Ⅳ级，推荐等级为D。

组胺H1受体拮抗剂主要用于前庭刺激导致的晕动症，临床常用的组胺H1受体拮抗剂为拉苯海明。有研究报道[9]，使用组胺H1受体拮抗剂可治疗完全性肠梗阻引起的恶心。MASCC指南证据级别为Ⅳ级，推荐等级为D。

5-羟色胺(5-HT3)受体拮抗剂可通过作用于化学感受区受体而控制恶心和呕吐。Tuca等[12]报道了一项MBO-Ⅱ期临床试验，发现使用格拉司琼联合地塞米松，必要时联合氟哌啶醇，治疗前后MBO患者恶心的严重程度明显降低，呕吐的发作次数减少，但格拉司琼导致的便秘发生率在3%～18%之间。MASCC指南证据级别为Ⅲ级，推荐等级为D。

1.3 生长抑素类似物

生长抑素类似物(Somatostatin analog)如奥曲肽、兰瑞肽，可减轻MBO患者的呕吐。MASCC指南证据级别为Ⅰ级，推荐等级为A。

1.3.1 药理作用

1973年，生长抑素(somatostatin，SST)在下丘脑中被发现，证实它是一种环形14肽物质。

SST在体内分布十分广泛，但主要位于中枢神经系统、泌尿生殖系统、胃肠道、胰腺组织、甲状腺等内、外分泌系统，且在心脏、眼睛以及皮肤中亦发现其存在。有研究者发现[13]，消化道肌层和黏膜下神经丛的一种特定类型的神经细胞有产生少量SST的能力。

SST是通过生长抑素受体(somatostatin receptor，SSTR)而发挥作用，所有SSTR在发挥功能时均与腺苷酸环化酶(adenylate cyclase，AC)受到抑制有关。SST是通过降低细胞内AC的浓度减少其他激素的分泌，可通过影响细胞膜钙离子的通透性而影响胃肠运动。

SST类似物SSA与SST作用类似，同样可抑制胰腺、胃肠道的内、外分泌，抑制多种胃肠道激素释放，通过减少胃肠道分泌而调节胃肠道功能，降低肠道运动、减少胆道分泌、降低内脏血流、增加肠壁对水和电解质的吸收，从而有效控制MBO的恶心、呕吐症状。在早期 MBO 患者中，生长抑素类似物还可能通过抑制 MBO 病理生理过程中的分泌—扩张—分泌活动恶性循环，从而逆转 MBO。[14-16]

研究还发现，某些肿瘤组织，包括甲状腺髓样癌、肺小细胞癌、原发性肝癌和胰腺内分泌肿瘤等，其肿瘤细胞表面均含有 SSTR。SST 通过受体介导后，不仅可抑制这些肿瘤细胞生长，还可抑制肿瘤新生血管形成，减少肿瘤细胞血液供应。有研究表明[17-18]，结直肠癌组织中有生长抑素受体的表达，且其表达与癌细胞分化程度、淋巴结转移等预后因素相关，生长抑素与其受体结合可抑制肿瘤 DNA 及蛋白合成，进而抑制肿瘤生长。

生长抑素类似物代表药物为奥曲肽(Octreotide)，是人工合成的天然生长抑素的八肽衍生物，作用时间较生长抑素更持久，可长达 6～12h，平均消除半衰期为 1.8h，需每日多次给药。[19]生长抑素类似物兰瑞肽是一种长效制剂，可每月肌肉注射 1 次。[20-21]

奥曲肽可有效抑制胃肠激素的释放及活性、调节胃肠道功能、抑制胃酸分泌、减缓胃肠蠕动、降低胆汁分泌、促进肠黏膜对水和电解质的吸收、减少内脏血流，从而改善 MBO 引起的腹痛、呕吐等症状。[22-34]

奥曲肽不仅能减少肠腔内的胃酸，还能减少肠液积聚导致的肠道扩张和缺血，加速肠壁循环的恢复，促进炎症消退[35]；可改善小肠运动，从而改善术后回肠炎。[36-38]奥曲肽不仅可减少术后回肠炎，还可减少腹部手术后疼痛，减少阿片类药物使用量。[39-40]疼痛的减轻可能是通过阻断内脏传入通路，在背角的Ⅰ、Ⅱ和Ⅳ薄层都可以找到体生长素受体，它可阻断N型钙通道。因此，服用奥曲肽的患者对肠胀气的耐受性更好。[41]阻断传入反馈可能是奥曲肽减少恶心的一个机制。

1.3.2 用法用量

奥曲肽的半衰期较短，为90～120min，常用剂量每8h皮下注射0.1mg不能维持药物的稳态浓度。

奥曲肽有长效和短效2种制剂，二者作用和安全性相似，但长效奥曲肽(LAR)使用更加方便。[42]

奥曲肽是MBO患者抑制分泌的第一选择[43]，推荐尽早使用，从0.2mg、每日3次开始，一般第5d显效[44]，可酌情长期维持使用，但用药量差异很大。[45]

研究报道[27,46]，奥曲肽每日300μg的应用剂量可明显减少肠道消化液分泌，减轻腹胀及腹痛，起到良好的止吐作用，且无严重相关不良反应。

在低剂量下(每天50μg)，奥曲肽可阻止肠黏膜内的M细胞释放胃动素，消除前3期收缩，同时通过在十二指肠内启动迁移的运动复合体改善小肠运动能力。[47-51]奥曲肽似乎不影响结肠运动[52]，更高的剂量(每日3次，每次100μg)可增加口腔到盲肠的转运时间并加速胃排空。[53]

Massacesi等[54]报道，持续释放奥曲肽可降低恶心呕吐的严重程度，减少胃液分泌。

1.3.3 给药途径

奥曲肽的给药途径、方式主要有皮下注射、持续皮下泵入与持续静脉泵入3种，吴熙等[3]报道了奥曲肽治疗102例MBO患者，分为皮下注射组($n=52$)和持续静脉泵入组($n=50$)，结果显示，奥曲肽皮下注射和持续静脉泵入均能明显改善恶性肠梗阻患者的症状，减少胃液引流量，2种给药方式的疗效相当，均无严重不良反应发生。作者指出，因皮下注射给药方式对患者的日常活动影响小，故其更易为患者接受。Kubota等[25]研究选取了14例泌尿系统肿瘤伴恶性肠梗阻患者，给予奥曲肽皮下注射，每日300μg，中位治疗时间16d(4～47d)，结果显示，92.8%的患者症状显著改善，71.4%的患者恢复经口进食，4例胃肠减压患者均拔除胃管，多数患者在接受奥曲肽治疗后5d内症状迅速减轻，绝大部分患者使用奥曲肽2d后呕吐减轻、胃液引流量减少，未观察到严重不良反应发生。

(1)持续皮下泵入。具有针对性的治疗方式是奥曲肽持续皮下泵入治疗结合常规治疗，可减少胃肠道消化液分泌，缓解胃肠蠕动，控制肠梗阻症状。[55-59]

邢玉庆等[60]研究发现，奥曲肽持续皮下泵入给药可明显缓解MBO患者肠梗阻症状，治疗组患者症状改善率达81.8%，恢复排气、排便时间为3.2d，鼻胃管拔管率达54.5%，均明显优于对照组。张仕东等[61]将90例MBO患者分为参照组和研究组，各45例，参照组常规治疗，研究组为常规治疗联合奥曲肽持续皮下泵入治疗。结果表明，研究组治疗有效率显著高于参照组。Shima等[62]亦报道了25例MBO患者，给予奥曲肽每日

300μg，持续皮下注射治疗，连续 6d，结果显示，44%的患者恶心、呕吐症状得到改善，且耐受性良好，仅出现恶心和兴奋的不良反应。

(2)持续静脉泵入。既可保持血药浓度的稳定，又可避免反复皮下注射给患者带来的不适和疼痛。[46]

Yin 等[63]报道，对 26 例 MBO 患者分别给予奥曲肽每日 300μg 持续静脉泵入联合常规治疗，联合治疗组患者症状改善率为 81.8%，明显高于对照组(46.7%)。奥曲肽静脉泵入组 78%的患者 3.2d 恢复排气、排便，常规治疗组 30%的患者 5.8d 恢复排气、排便。

1.3.4 相关研究报道

1992 年，Mercadante 等[64]首次报道了奥曲肽在 MBO 治疗中的应用。近年来，有大量研究报道了奥曲肽用于缓解 MBO 的有效性，但各研究样本量较小，其给药方式和给药剂量亦不尽相同[28]，且疗效存在争议。[65]

多数文献报道认为，奥曲肽治疗 MBO 有一定疗效，可使超过 60%MBO 患者呕吐症状得到完全缓解，并认为是 MBO 患者抗分泌治疗的首选药物。[43]张翔等[66]对 10 个临床研究、596 例 MBO 患者生长抑素类似物治疗的疗效进行了 Meta 分析。结果显示，生长抑素在恶性肠梗阻患者的临床症状缓解中较常规治疗有着明显的优势。有来自多个偏倚风险未知或高偏倚风险的奥曲肽治疗恶性肠梗阻随机对照试验，为 I 级证据。[67-68]

有报道指出[69-70]，在常规治疗的基础上联合生长抑素治疗可有效改善临床症状，提高生活质量。众多文献报道[71-78]，奥曲肽早期联合甲氧氯普胺、地塞米松，不仅可缓解症状，且可协同促进肠运动功能的快速恢复，逆转肠梗阻。Murakami 等[72]的研究发现，奥曲肽联合促胃肠动力药物能更好改善不全性 MBO 患者症状，比单纯使用奥曲肽效果更好。王安连[79]将 85 例 MBO 患者作为研究对象，按治疗方法不同分为 2 组，对照组(42 例)给予常规疗法，观察组(43 例)在对照组基础上加用奥曲肽，观察组呕吐、恶心、腹胀、腹痛消失时间，肛门排气时间与排便改善时间短于对照组，差异有统计学意义，认为奥曲肽治疗 MBO 可有效改善临床症状，提高有效性，且安全性好。李小珍等[80]将 40 例胃肠道肿瘤所致 MBO 患者随机分为对照组和观察组，对照组行常规治疗，观察组在对照组的基础上加用奥曲肽。结果显示，观察组总有效率为 95.0%，对照组为 70.0%，观察组明显高于对照组($P<00.5$)；观察组腹痛消失时间、腹胀消失时间、肛门排气恢复时间均短于对照组($P<00.5$)，各项水、电解质指标均优于对照组($P<00.5$)。作者指出，奥曲肽用于胃肠道肿瘤所致恶性肠梗阻治疗具有良好的临床疗效。孙浩等[33]报道，生长抑素联合经肛肠梗阻导管治疗远端结肠癌导致的 MBO，安全有效，治疗后患者症状改善明显，腹围、近端结肠最大横径明显缩小。谢海慧等[81]、吴俊东等[82]分别应用奥曲肽及思他宁治疗卵巢癌合并肠梗阻及胃肠道肿瘤所致肠梗阻的患者，认为在常规治疗的基础上加用生长抑素类似物可减轻患者不适症状，包括缓解腹痛，显著提高患者生活

质量。一项Ⅱ期临床研究亦证实了肌注长效(long - acting release，LAR)奥曲肽可使腹膜转移癌所致MBO患者呕吐、腹痛症状减轻，并撤除胃肠减压、停用抗胆碱类药物。[83]

一项回顾性队列研究分析了日本国民医疗机构数据库中3090例成年患者使用奥曲肽治疗MBO[84]，分别有53%、14%、11%和12%的患者单独使用奥曲肽，联合使用H2受体拮抗剂、质子泵抑制剂，或皮质类固醇，这项研究的次要研究终点是在第4d评估鼻胃管移除率。在1595例接受鼻胃管插入的患者中，那些接受皮质类固醇联合奥曲肽治疗患者，对比未接受皮质类固醇治疗的患者，4d内鼻胃管拔除优势比更高。

一项系统性回顾性研究[77]进行了生长抑素类似物与安慰剂和其他药物在处理无法手术的MBO症状方面的比较，使用Cochrane偏倚风险工具，系统地检索了Cochrane对照试验注册数据库。共检索了420项独立研究，其中7项随机对照试验(RCTs)符合纳入标准(6项奥曲肽研究和1项兰瑞肽)；220人接受了奥曲肽治疗，207人接受了安慰剂或丁溴东莨菪碱。3项RCTs比较了生长抑素和安慰剂，4项比较了丁溴东莨菪碱，2项有着低的Cochrane偏倚风险且证据充足的多中心随机对照试验，其报道称奥曲肽与安慰剂在其主要终点上为显著差异；4个具有高或不明确的Cochrane偏倚风险的随机对照试验结果表明，奥曲肽在减少呕吐方面较丁溴东莨菪碱更有效。[75]

一项涉及97例卵巢癌患者的随机试验比较了奥曲肽和丁溴东莨菪碱[85]，随机皮下输注3d奥曲肽，每日0.3mg(奥曲肽组，n=48)，或丁溴东莨菪碱每日60mg(SB组，n=49)。与丁溴东莨菪碱相比，奥曲肽明显减少了消化液分泌的量；与莨菪碱组相比，奥曲肽组的鼻胃分泌物明显减少；与丁溴东莨菪碱相比，奥曲肽可快速减少每天呕吐的发作次数和恶心强度。

在一项评估奥曲肽治疗呕吐的多中心随机试验中[20]，地塞米松8mg每日静脉注射联合雷尼替丁和肠外营养作为急性MBO标准化支持治疗。结果表明，奥曲肽组和安慰剂组在无呕吐天数方面没有显著差异；平均呕吐数量在2组间均有显著的下降，表明标准化支持治疗是有帮助的。考虑到研究设计，地塞米松和(或)雷尼替丁在呕吐治疗方面的相对贡献无法明确。

另外，高炜等[86]观察了奥曲肽联合化疗治疗30例结直肠癌合并MBO的疗效，化疗方案为FOLFOX，奥曲肽0.6ms/d，持续静脉注射，其肠梗阻治疗有效率达到50.0%。

一项随机、双盲、安慰剂对照的Ⅲ期研究[87]，用兰瑞肽微粒子对腹膜癌引起无法手术的肠梗阻进行对症治疗，可能没有让长效奥曲肽达到治疗水平，80名患者中有39%退出。在比较奥曲肽与其他标准化药物治疗MBO的近期随机对照试验中，奥曲肽在肠梗阻的治疗中未显示出明显的优势。[20]一项奥曲肽双盲、平行、安慰剂对照随机试验[88]，比较了奥曲肽(600μg，24h)与普通的生理盐水在112例恶性肠梗阻患者中的应用，研究持续时间为72h，患者为无法手术的恶性肠梗阻，所有患者均接受地塞米松、雷尼替丁。雷尼替丁为连续皮下注射方式给药，突发性绞痛使用丁溴东莨菪碱治疗，氟哌啶醇用于治疗恶心，疼痛时使用肠外阿片类药物。安慰剂组和奥曲肽组在恶心和呕吐发作方面均有明显改善，与治疗组之间没有差异。作者认为，2组恶心和呕吐的改善可能是由于护理质量、恶性肠梗阻的发展病程及常规使用雷尼替丁和地塞米松的结果。

1.4 糖皮质激素

糖皮质激素除具有很好的止吐作用外，尤其是与5-羟色胺3(5-HT3)受体拮抗剂联合应用时，止吐疗效更加明显，还可减轻肠道肿瘤侵犯神经所致的周围水肿，从而使肠梗阻得到缓解。[89-90]

糖皮质激素代表药物为甲强龙、地塞米松，在治疗MBO过程中，糖皮质激素(如地塞米松)作为辅助用药，具有较好的镇痛、止吐、消炎作用，在解决梗阻方面亦有良好的表现。[91-93]但证据等级太低，不建议常规使用，为Ⅲ级推荐。

需注意，长期使用糖皮质类激素存在许多不良反应的风险，如消化道出血、水钠潴留诱发心功能不全、感染等。

目前，MBO患者应用糖皮质激素剂量、方案及给药方式等并无统一标准，一般推荐早期、小剂量、短期使用。回顾性分析表明[94]，每日静脉注射6～16mg地塞米松可能对缓解肠梗阻有效，且相对安全。

2 排气、通便治疗

停止排气、排便是MBO最主要且最严重的症状，可导致胃肠压力增高，出现呕吐、不能进饮食、腹胀、腹痛等表现，腹部叩诊呈鼓音，若合并腹水则同时伴有移动性浊音，肠鸣音消失或亢进(明显的气过水声)；若肠梗阻未得到缓解，病情将进一步发展与恶化，可发生危及生命的并发症，如严重感染、休克等。

无论是完全性还是不完全性MBO，其紧急处理的关键是解决排气、排便，除前述放置自膨胀式金属支架与肠梗阻导管等非药物治疗外，药物通便亦是其方便、易行、无创、廉价的重要辅助方法。

一般而言，药物通便给药途径有口服与灌肠2种。长期临床观察发现，对于MBO给予生理盐水通便灌肠疗效并不理想，口服促进胃肠动力药物、通便药物疗效亦不佳。

MASCC指南指出，如果患者存在不完全性肠梗阻，可谨慎口服容积性泻药，如聚乙二醇电解质散，容积性泻药将水分吸收入肠腔软化大便和刺激肠道蠕动，证据级别为V级，推荐等级为D。不建议使用大便成形剂，如车前草，因其可能增加粪便硬度，从而加重MBO。若肠镜检查发现直肠或粪便嵌塞，在不完全MBO中可考虑使用栓剂和大便消栓。由于存在肠穿孔的风险，灌肠在MBO中应谨慎使用，可使用粪便软化剂(如多库酯钠片)，但它们对排便频率的影响没有经过很好的验证。

中国传统医学对良、恶性肠梗阻的治疗积累了一定经验，虽然研究证据不十分充分，但可供中国肿瘤医生参考。使用中草药汤剂通过灌肠或口服辅助治疗MBO，其长期临床观察表明，无论是不完全性MBO，还是完全性MBO，中草药汤剂在MBO综合治疗中发挥了一定的作用，可作为临床的一种选择。

2.1 中药口服通便

对于不完全性，且无明显恶心、呕吐的MBO患者，可每次少量、多次饮用通便中药口服液；对于缓慢进展的完全性、低位，且无明显恶心、呕吐的MBO患者，每次少量、多次饮用通便中药口服液，有可能将完全性MBO转化为不完全性MBO，为其他后续治疗提供帮助。

如患者已置入胃肠减压管，可通过胃肠减压管给药，药物注入前需使用负压吸引器将胃内容物引出，药物注入后需关闭减压管一定时间(通常为60~90min)。蒋志诚等[95]采用大承气汤胃肠减压管注入加灌肠治疗MBO，治疗效率为65.0%，总有效率达到95.0%。朱翔等[96]观察发现，中药内服治疗胃癌导致的肠梗阻，患者恶心、呕吐、腹痛等症状减轻，体能状态可明显改善。

中药口服液组方通常需根据年龄、舌苔等进行辨证施治，具体如下：

(1)老年 MBO 患者，舌红少津(辨证：津液亏损)。

组方：南沙参 30g，石斛 20g，生地 10g，肉苁蓉 10g，当归 10g，白芍 10g，火麻仁 30g，郁李仁 15g，石决明 15g。

用法：1 剂可水煎 4～6 次，每日水煎 2 次，每次煎煮 15～20min，煎取 200mL，当茶饮，直至排气、排便恢复正常。

(2)老年 MBO 患者，舌红苔黄厚腻(辨证：湿热内蕴)。

组方：厚朴 25g，枳实 15g，苍术 10g，佩兰 10g，黄连 8g，黄柏 10g，竹茹 15g，制胆南星 10g，生大黄 10g。

用法：1 剂可水煎 4～6 次，每日水煎 2 次，每次煎煮 15～20min，煎取 200mL，当茶饮，直至排气、排便恢复正常。

(3)年轻 MBO 患者，体壮，舌红苔黄厚腻(辨证：湿热内蕴)。

组方：厚朴 25g，枳实 15g，生大黄 10g，番泻叶 10g，石决明 15g，黄连 8g，苍术 10g。

用法：1 剂可水煎 4～6 次，每日水煎 2 次，每次煎煮 15～20min，煎取 200mL，当茶饮，直至排气、排便恢复正常。

2.2 中药灌肠通便

结肠黏膜有丰富的毛细血管网，有利于肠道途径给药，药物可充分吸收利用。中药保留灌肠是中医特色治疗方法，对缓解 MBO 有一定疗效，且操作简便，患者耐受性好，价格低廉，对于因梗阻无法口服用药的低位 MBO 患者尤为适用。

中药灌肠最简易的方法是通过普通灌肠器进行灌肠，亦可通过经肛型肠梗阻导管进行灌肠。无论是完全性还是不完全性 MBO，均可实施中药保留灌肠，联合其他治疗方法，通常可获得较满意的疗效。

可采用普通灌肠器进行中药灌肠：灌肠器插入深度至少在 25cm 以上(肛缘至乙状结肠的距离为 14～18cm)，中药量通常为 300～500mL，保留灌肠时间应不低于 30min。完全性 MBO 患者，每日 2 次，2 次间隔 8h；不完全性 MBO 患者，每日 1 次。每次灌注结束后，一般 30～60min 即可出现排气、排便。灌肠后患者应变化体位，以利于药物在肠道内均匀分布。

灌肠中药主要基于大、小承气汤，根据患者体能状态、梗阻轻重，可适当加减药物种类、调整用量。[97-99] 周佳琪等[100]共纳入文献 40 篇，涉及中药组方 40 首、单味中药 95 味，用药频次 356 次；高频药物(使用频次≥6)共 17 味，频次最高的药物为大黄，二阶关联规则支持度最高的组合为枳实＋厚朴、大黄＋厚朴，三阶关联规则支持度最高的组合为枳实＋厚朴＋大黄。作者指出，中药保留灌肠治疗 MBO 的用药以“泻下导滞、行气止痛”为基本治疗原则，治疗 MBO 有肯定疗效。

(1)中等强度通便中药。

适应证：不完全性及完全性 MBO、体能状态一般的患者(ECOG－PS≤3 分)。

组方：厚朴 25g，枳壳 15g，生大黄 10g，青皮 10g，木香 10g。

用 法：1 剂可水煎 2～3 次，每日水煎 1 次，每次煎煮 15～20min，每次煎取 300～500mL，缓慢通过灌肠器灌入。

(2)高强度通便中药。

适应证：不完全性及完全性 MBO、体能状态一般的患者(ECOG－PS≤2 分)。

组方：厚朴 25g，枳壳 15g，生大黄 10g，青皮 10g，木香 10g，番泻叶 10g，石决明 15g。

用法：1 剂可水煎 4～6 次，每日水煎 2 次，每次煎煮 15～20min，每次煎取 300～500mL，缓慢通过灌肠器灌入。

现代药理研究证实，大黄可增加肠道神经的兴奋度，从而促进肠道蠕动，同时还有抗菌消炎作用。枳实、厚朴不仅可兴奋胃肠神经，增加胃肠道蠕动，促进积气、积便排出，还可降低胃肠平滑肌张力，起解痉止痛作用，具有双向调节功能。雷月丽等[101]将 78 例 MBO 患者随机分为治疗组和对照组，治疗组在内科基础治疗外给予中药灌肠和康复训练，治疗一段时间后发现，治疗组的临床疗效、症状缓解时间、生活质量改善情况、住院时间等均明显优于对照组。

姜敏等[102]对 106 例 MBO 患者进行中药保留灌肠治

疗，有效率达 78.3%。左明焕等[103]对 76 例 MBO 患者进行中药灌肠治疗，30 例完全缓解，32 例好转，有效率达 81.6%。

3 抑酸治疗

人体胃酸主要由胃泌酸腺内的壁细胞产生，壁细胞膜上存在组胺受体、胃泌素受体及乙酰胆碱受体，机体通过神经及体液因素调节胃酸分泌。

就 MBO 患者而言，虽目前认为 SSA 可很好地抑制消化液及消化酶的产生，但对于无法进食的晚期肿瘤患者而言，机体已经处于高代谢应激状态，发生消化道溃疡甚至消化道出血的风险较高。

抑酸剂的使用可很好地预防应激性溃疡的发生，同时还可减少胃酸分泌，降低每日胃液量，理论上可在一定程度上缓解腹胀、恶心、呕吐等不适症状。

目前，临床上常使用的抑酸剂为质子泵抑制剂(proton pump inhibitors，PPI)和 H2 受体(组胺受体)阻滞剂(H2 receptor antagonist，H2RA)。

3.1 质子泵抑制剂

研究发现，胃壁细胞膜上的 H^+-K^+-ATP 酶(俗称质子泵)是控制胃酸分泌的最终环节，H^+-K^+-ATP 酶通过消耗 ATP 将细胞内 H^+ 与细胞外 K^+ 交换而达到分泌胃酸的作用。

1989年，PPI开始应用于临床。其在酸性环境下，PPI质子化后与质子泵发生不可逆的共价结合，使质子泵失活，抑制 H^+ 通过细胞膜，产生抑酸效果，且PPI与质子泵结合的数量与抑制胃酸分泌的强弱有直接关系，它们一旦结合只有当壁细胞膜上重新组装出新的质子泵时，泌酸过程才能正常进行，故PPI的抑酸作用更强。目前，临床常用的PPI为奥美拉唑、雷贝拉唑、兰索拉唑等。

3.2　H2受体阻滞剂

H2RA可阻断受体-Gs-AC-PKA通路，从而达到抑制胃酸分泌的作用。[104] 1977年，H2RA首次应用于临床。[105]目前，临床常用的药物有雷尼替丁、法莫替丁、西咪替丁等。

一般认为，PPI的抑酸作用较强，在预防消化道溃疡方面优于H2RA。但Lilly等[106]的研究发现，在预防应激性胃肠道出血方面，接受重症监护治疗的患者使用PPI发生胃肠道出血的风险较H2RA高，故建议在危急重症的成年人患者中使用H2RA来预防应激性溃疡。一项Meta分析显示[107]，对于MBO患者，在减少消化道分泌的药物中，H2RA的疗效优于其他药物(包括PPI)。

雷尼替丁是一种独特的H2受体阻断剂，在药效学方面与其他H2制剂如法莫替丁和西咪替丁明显不同：保护胃黏膜不受其对胃酸分泌的影响[108]，并能抑制中性粒细胞的激活从而减少炎症[109]；可通过增加降钙素基因相关肽(CGRP)的释放而具有抗胆碱酯酶的活性[110-111]，在胃内降低胃酸分泌和胃动力，并刺激血流。[112-114]

胃黏膜释放CGRP是雷尼替丁所特有的，法莫替丁或西咪替丁无此作用；雷尼替丁还可独特地增加P物质的释放，从而调节胃黏膜血流，增加胃排空[115]，以及增加胃黏膜内生长抑素的分泌。[116]

4 止痛治疗

Tuca等[117]报道，70%～90%的MBO患者可伴有疼痛。疼痛可以是间歇性的，或连续性的。MBO患者疼痛原因主要有二，一是肿瘤组织本身侵犯肠管、肠系膜淋巴结或腹盆神经丛所致，此时疼痛多为持续性钝痛；二是梗阻导致肠腔扩张，蠕动增加诱发疼痛，以阵发性腹痛、绞痛为特点。

WHO关于成人和青少年癌症疼痛的药物和放射治疗管理指导方针建议，尽可能口服止痛药物。然而，MBO患者往往有明显的恶心、呕吐症状和胃肠功能失调，阻止了口服止痛药物的摄入和吸收。因此，肠外(皮下或静脉)和(或)透皮给药途径对这类人群而言是有效的镇痛方式。皮下和静脉给药方式之间没有区别，2种给药方式均可行，安全和有效。[118]

根据WHO指南，其镇痛药主要为强效阿片类药，剂量须根据需要进行滴定，通常肠外给药；若使用阿片类药物后绞痛依然存在，应考虑联用丁溴东莨菪碱或氢溴东莨菪碱。[119]

值得注意的是，止痛治疗可能会加重肠梗阻，尤其是阿片类药物和抗痉挛药物，应判定是否需要停止或减少这些药物的使用。此外，对于未明确病因的肠梗阻患者，应注意使用阿片类药物可能影响病情观察和决策手术。

4.1 阿片类药物

阿片类药物为阿片受体激动剂，作用于中枢阿片受体而产生镇痛作用，是治疗中度和重度癌症相关疼痛的主要镇痛药物，是控制 MBO 腹痛最有效的药物，对持续性疼痛和绞痛均有效，常用的有吗啡、芬太尼等。

在 MBO 的止痛治疗中，芬太尼、美沙酮与其他阿片药物相比，对胃肠蠕动的抑制作用较弱，不会加重肠梗阻。[120]

阿片类药联合解痉药阿托品、生长抑素类似物奥曲肽，可起到协同止痛作用。王飞等[120]的研究发现，吗啡阿托品注射液(含盐酸吗啡 10mg，硫酸阿托品 0.5mg)用于麻醉和手术前给药可加强麻醉药的效力，并减少患者手术前的恐怖与诱导期不适，在终末期恶性肿瘤合并 MBO 能达到更为理想的镇痛效果。阿托品与吗啡配伍可抵消吗啡收缩平滑肌，经尝试在疼痛患者注射 10mg 盐酸吗啡 30min 无效后给予注射 0.5mg 硫酸阿托品，镇痛效果非常显著，28 例试验组 MBO 患者治疗后疼痛症状全部得到显著改善，且未出现严重不良反应。廖亚勇等[121]的研究证实，对于伴有重度癌痛的不能手术干预的MBO患者，在应用强阿片类药物治疗的基础上联合应用奥曲肽能更有效地减轻患者癌痛，缓解腹胀、呕吐等不适症状，明显提高患者的生活质量。

对于无法口服用药的MBO患者，首选芬太尼透皮贴剂，或吗啡皮下、肌肉或静脉注射。徐晓姝等[122]报道，芬太尼外贴治疗MBO患者疼痛，其缓解率达94.6%，不良反应主要有恶心、嗜睡等。

蒋新建[123]通过吗啡缓释片直肠给药治疗MBO癌痛患者，直肠给药7d过程中，总有效率达100%，癌痛的完全缓解及部分缓解达到93.6%，取得了很好的疗效。但经直肠给药途径对于已经行腹部或盆腔手术的肿瘤患者而言，反复经直肠塞入药物普遍依从性差，且患者肠道黏膜吸收不稳定，常不能维持有效的血药浓度，易造成患者癌痛控制不理想。

另外，对于无法口服、直肠(如造瘘)给药的女性患者，阴道给药亦是一种选择。

4.2 抗胆碱能药物

抗胆碱能药物具有抑制平滑肌蠕动、抑制消化液分泌的双重作用，抑制蠕动作用更明显，而抑制分泌作用较弱[124]，主要用于阿片类药物控制不佳的腹部绞痛，不良反应主要是口腔干燥、口渴等。

通常情况下，抗胆碱类药物需联合应用抗分泌药物、止痛、止吐药物以及激素类药物才能达到满意缓解MBO

症状的目的。[125-126]但联合用药时，需考虑药物间的相容性及具体给药途径。多数国外研究采用输液泵连续给药。[127]

常用抗胆碱类药物有丁溴东莨菪碱(Hyoscine)、阿托品及格隆溴铵(glycopyrrolate)，但丁溴东莨菪碱更常用。

丁溴东莨菪碱是一种季铵盐衍生物，不透过血脑屏障，因此不会引起认知障碍或谵妄。除减少胃肠分泌物外，还可减缓肠道蠕动，松弛肠道平滑肌，广泛用于治疗腹部痉挛性疼痛。

对于不可手术的MBO通常推荐使用丁溴东莨菪碱，但临床证据较为缺乏。2016年一项Meta分析纳入了2项高Cochrane偏倚风险的随机临床试验[74,76]，发现生长抑素类似物(如奥曲肽)在减轻持续性疼痛方面较丁溴东莨菪碱更为有效，但另一项试验没有报道这一发现。[128]然而，所有3个试验均发现在治疗绞痛方面，奥曲肽与丁溴东莨菪碱无显著性差异。另有报道称[125]，丁溴东莨菪碱与其他药物，如吗啡、奥曲肽和地塞米松联合使用可有效减轻腹痛。

丁溴东莨菪碱经口吸收较差，肠内清除快。在MBO研究中，使用低剂量时它可减少痉挛，但需要每天超过120mg，接近每日240mg或更高的剂量来减少分泌物。[129-131]

4.3 皮质类固醇

MASCC指南指出，使用皮质类固醇(Corticosteroids)可能有助于缓解 MBO 的急性症状，且可短期获益。证据级别为Ⅲ级，推荐等级为 B。

皮质类固醇在 MBO 中的作用是复杂的，作用机理尚不完全清楚。皮质类固醇可能具有抗炎和抗分泌作用，这可能有助于减轻肠壁水肿，促进盐和水的吸收，因此有助于缓解疼痛、恶心、呕吐等急性症状。

地塞米松通常是首选的皮质类固醇药物，鉴于其强大的抗炎作用，且水钠潴留较轻。

皮质类固醇治疗 MBO 的最佳剂量尚未确定，每日服用 4～16mg 地塞米松可能是合理的[132]，3～5d 内临床症状没有改善者，应考虑停用。

一些未经选择的和非对照试验报道了皮质类固醇治疗 MBO 的益处，然而，将 MBO 相关症状的缓解归因于药物治疗还是自行缓解仍是一项挑战。[133-134]一些报道着眼于皮质类固醇与其他疗法的组合策略，这使得将 MBO 的缓解归因于皮质类固醇治疗本身具有挑战性。[20]

一项 Meta 分析评估了皮质类固醇在晚期妇科或胃肠道肿瘤 MBO 患者中的作用[132]，共纳入了 3 项双盲安慰剂对照临床试验，共 89 例患者。在其中 2 项临床试验中[135]，排除了有肠胃出血、活动性消化性溃疡，或腹膜炎迹象的患者，使用 16mg 地塞米松静脉注射 5d；第 3 项试验分别使用甲泼尼龙 40mg 和 240mg 静脉注射 3d（相当于地塞米松 8mg 和 48mg）。该研究的主要终点是症状出现 10d 内 MBO 的缓解。结果显示，皮质类固醇的治疗似乎是获益的，对 1 个月死亡率无影响，皮质类固醇相关不良反应发生率很低。然而，为避免长期毒性，应考虑在最短时间内使用最低有效剂量。长期使用的不良反应，有口腔念珠菌病、近端肌肉乏力、库欣样体质、胃溃疡、感染风险、情绪波动和睡眠障碍等。

5 营养治疗

5.1 饮食

关于 MBO 患者的饮食，MASCC 做出了如下推荐和建议，可供参考。

(1)当患者最初被诊断为 MBO 时，应禁饮食(NPO，nothing by mouth)，当急性 MBO 完全或部分缓解时，推荐缓慢且逐步重新进行口腔摄入。可能包括全流食、半流食，质地改良的低纤维饮食(软的、剁碎的、泥样的)，如果允许，恢复正常的低纤维膳食结构。低纤维饮食被认为是有益的，因大便体积的减少可能会减少疼痛、腹部绞痛、胀气或饱腹感，尤其是在那些持续的亚急性 MBO 患者中。低纤维饮食是指每天最多含有 10g 纤维的饮食。证据水平为Ⅳ级，推荐等级为 B。

(2)急性起病的 MBO 患者，禁饮食外加胃肠减压，可控制恶心和呕吐等症状。[136-137]

5.2 营养不良对 MBO 患者影响

MBO 患者多为晚期肿瘤患者，常常经历过多种抗肿瘤治疗，几乎所有抗肿瘤治疗方法对患者机体皆具有不同程度的损害，导致营养不良。因此，营养不良是MBO患者常见并发症。[138]

营养不良通常与肠功能紊乱、肿瘤患者免疫力下降、急性期反应及较高的病死率显著相关。[139] Gallardo-Valverde等[140]的研究发现，MBO患者的体重、皮褶厚度及上臂中肌围明显低于非梗阻患者，肠梗阻患者前白蛋白及总胆固醇水平均明显低于未梗阻患者，提示MBO患者由于缺乏有效的营养治疗导致体内蛋白质、胆固醇等物质代谢发生紊乱。

MBO相关性营养不良可进一步降低肿瘤细胞对治疗的敏感性，增加治疗不良反应，延长住院时间，降低生活质量。[141-143] MBO患者由于不同程度的营养不良、贫血、低蛋白血症和水、电解质平衡紊乱，使肠壁水肿、肠黏膜改变、菌群失调等，极易发生肠道菌群失调及免疫功能下降，急性期反应物增加，患者死亡风险增高。

5.3 营养治疗意义

一般而言，在肠梗阻治疗缓解后，患者可通过流食、低渣饮食等方式获取生命所需的营养素而不再次发生梗阻，可拔除胃肠减压管或肠梗阻导管，亦可于梗阻部位的近端直接外科造瘘。

但在肠梗阻治疗缓解以前，MBO患者由于梗阻的存在，大多数患者仅能进食少量食物或无法进食，几乎所有的MBO患者均需要几周的禁食及胃肠减压以缓解梗阻症状。因此，进行适当的、短期的肠外营养支持及补液治疗对维持基本生命体征显得尤为重要。[144]

肠外营养是MBO临床决策中重要的措施之一。据报道[145-149]，营养治疗可维持MBO患者的营养状态，纠正营养不良，甚至可延长某些患者的生存时间。Chen等[150]报道，单纯接受对症支持治疗患者的中位生存期仅有21d，且生活质量显著低下。另外，术前给予全胃肠外营养(total parenteral nutrition，TPN)可纠正营养不良，降低术后并发症发生率。李健等[151]的研究证实，MBO患者术前营养治疗可使术后营养水平明显提高，感染率亦显著降低。

有研究发现[152-155]，微生态免疫营养在提供必要营养素(包括免疫营养)的同时，可提供人体的肠道益生菌、益生元和肠道菌群代谢产物如短链脂肪酸等，与肠内致病菌竞争，辅助调节肠道微生态的平衡，协同肠黏膜屏障，减少肠道细菌或内毒素的异位，并通过共同膜免疫机制，增强机体特异性和非特异性免疫，具有抗肿瘤和营养等作用。

有鉴于此，欧洲临床营养和代谢学会(The European Society for Clinical Nutrition and Metabolism，ESPEN)外科手术临床营养指南指出，营养治疗应全程贯穿围术期，对尚未出现疾病相关营养不良的患者，亦应尽早实施营养干预。[156]

因目前缺乏较强的客观证据，且没有达成共识，晚期癌症患者和MBO患者的营养需求管理存在争议，且具有伦理挑战性。[157]通常情况下，营养干预必须在患者预后的背景下考虑，重点是优先考虑患者的意愿。[158] MASCC 指南指出，当营养干预对于晚期癌症患者的生活质量和生存获益大于风险时，应该开始进行，且营养干预应由 MDT 团队与患者和家属进行讨论。证据水平为Ⅳ级，推荐等级为 B。

对于 MBO 患者进行 TPN 亦存在不同观点。Chouhan 等[159]认为，肠外营养对大多数癌症晚期的患者而言，并不能提高生存率和生存质量，反而会增加患者经济负担，且可有多种并发症，如中心静脉炎、高血糖、血栓形成和肝脏功能障碍等。因此，TPN 目前在 MBO 治疗中尚存在一定争议，选择时需要非常谨慎。

5.4 营养风险筛查与评估

营养风险筛查 2002(nutritional risk screening 2002, NRS 2002)仍为目前营养风险筛查的首选工具。[160]营养评估量表包括主观整体评估(subject global assessment, SGA)、患者主观整体评估(patient generated subject global assessment, PG-SGA)等。此量表得到了美国肠外肠内营养学会(American Society for Parenteral and Enteral Nutrition, ASPEN)的高度认可和专门推荐，是用于肿瘤患者营养状况评估的首选方法。[161]

因进食途径受阻等因素，MBO 患者营养不良发生风险较高，推荐对所有确诊患者采用 NRS2002 量表进行营养风险筛查。

在营养评估基础上，通过膳食调查及膳食营养质量评价、实验室检查、人体成分分析等手段进行营养评价，明确营养不良类型，最后得出营养诊断。

对于营养筛查有风险(≥3 分)的 MBO 患者，推荐进一步采用 PG－SGA 量表进行营养评估。

5.5 营养治疗原则

营养不良治疗的基本原则是满足患者能量需求、蛋白质需求、液体量目标需求及微量营养素需要量，最高目标是调节代谢异常、增强免疫功能、提高患者生活质量、控制肿瘤进展、延长患者生存时间。[20]

中华医学会肠外肠内营养学分会、中国抗癌协会提出了“五阶梯营养治疗原则”[162-164]，对 MBO 患者营养治疗有重要参考价值。

表 1 五阶梯营养治疗原则

阶梯	原则
一阶梯	饮食＋营养教育
二阶梯	饮食＋口服营养补充(oral nutritional supplements，OSN)
三阶梯	全肠内营养(total enteral nutrition，TEN)
四阶梯	部分肠内营养(partial enteral nutrition，PEN) 部分肠外营养(partial parenteral nutrition，PPN)
五阶梯	全肠外营养(total parenteral nutrition，TPN)

5.6 营养治疗疗效评价指标

在 MBO 治疗过程中和治疗后，肿瘤医师或营养师应定期对 MBO 患者营养治疗的疗效进行评价，为营养治疗方案的调整提供依据。

MBO 营养治疗疗效评价指标包括但不限于以下指标[165]：

(1)血常规、电解质、肝肾及心肺功能、白蛋白、炎症参数；

(2)生存质量评估、体能状态评估；

(3)体重、人体测量参数(皮褶厚度、肌肉围度、握力)、人体成分分析；

(4)肿瘤病灶评估、生存分析；

(5)抗肿瘤治疗，包括手术、化疗、免疫治疗、放疗等不良反应评估。

5.7 全肠外营养

全肠外营养又称静脉营养，是一种静脉途径输入能量和营养素的支持治疗方法。[166]

TPN 的主要目的是维持或恢复患者的营养状态，纠正或预防与营养不良相关症状。TPN 是 MBO 辅助治疗的关键，其能够改善 MBO 患者的营养不良，并维持其营养状态，提高生存质量，延长生存期。[167-168]

MBO 患者，营养摄入途径受阻，无法经消化道满足人体正常需要，或摄入营养物质积存肠腔，严重影响内环境稳态，造成营养不良。MBO 属于肠内营养禁忌证之一。

TPN 在高选择性人群中可能是有益的，且可维持生活质量。MASCC 指南证据水平为Ⅳ级，推荐等级为 D。

全肠外营养物质包括碳水化合物、氨基酸、脂肪、水、电解质、维生素和微量元素。全营养液混合(total nutrient admixture，TNA)是将各种基本营养素混合后输注，该方式称为全合一(all - in - one，AIO)[169-170]，为临床所推荐。

5.7.1 TNP 之 MBO 患者选择

TPN 适用于完全性肠梗阻、严重吻合口瘘等肠内营养绝对禁忌的患者。[160]对于极高位肠梗阻(即梗阻部位位置极高，所能够残留的正常小肠小于 100cm)患者，造瘘后即形成类似短肠综合征的改变，不能够通过肠内营养的方式获得充分的营养素，需终身使用补充性肠外营养治疗。

目前认为[171]，TPN 不应作为 MBO 患者的常规治疗，仅适用于肿瘤生长较缓慢、可能接受进一步抗肿瘤治疗、可能因为饥饿而非肿瘤扩散而死亡的患者，一般预计生存期＞2 个月、KPS 评分＞50％的 MBO 患者应用。

TPN 作为 MBO 术前治疗的一部分，可改善患者的一般状态，纠正营养不良，降低术后并发症发生率；术后进行肠外营养的同时，及早应用肠内营养，有益于维持患者的营养状态及改善生活质量。[172]

TPN短期应用疗效有限，长期使用方可获益。[173]

目前，TPN在MBO治疗中的作用仍存在争议，主要是因TPN并没有被证明能改善晚期癌症患者的生存率。[173-175]Chouhan等[170]通过对MD安德森药学数据库中接受TPN和化疗的82例MBO患者进行回顾性研究，中位生存期为3.1月，76.8%的患者再次住院。较低的有效率和较高的复发率和死亡率，使使用TPN的患者有高达32.7%患者发生相关不良反应，主要为导管感染、高胆红素血症，因此认为TPN治疗不应该作为MBO的一项标准方法。某些MBO患者在接受积极的胃肠道减压与抗肿瘤治疗后，消化道症状明显改善，甚至可部分恢复经口摄入。[25]

另外，应用家庭肠外营养(home parenteral nutrition，HPN)能否获益亦是目前临床上面临的挑战[176]，不建议非手术的MBO患者常规应用HPN。

5.7.2 肠外营养通路

肠外营养输注途径可分为中心静脉导管(central venous catheter，CVC)和外周静脉导管(peripheral venous catheter，PVC)，中心静脉导管又分为经皮穿刺中心静脉导管(暂时性中心静脉导管)、经外周置入中心静脉导管(peripherally inserted central catheter，PICC)和静脉输液港(永久性中心静脉导管)等。

经外周静脉供给营养可能会引起静脉炎，推荐通过中心静脉(如Broviac导管、输液港、外周中心静脉导管)供给营养，因它在严格无菌的环境下可确保长期安全使用。[177-178]中心静脉通路是首选 TPN 方式。MASCC 证据水平为Ⅱ级，推荐等级为 B。

当 TPN 超过 1 周或营养液渗透压高于 900mmol/L 时，推荐经中心静脉进行肠外营养。[179]

经外周静脉途径肠外营养(peripheral parenteral nutrition，PPN)是指通过周围静脉途径输注营养液。相较于中心静脉途径而言，PPN 操作简单，不需经过特殊培训，可迅速建立有效的营养通路，花费少，置管后护理方便，并发症较少。[180]

PPN 通常适用于短期(＜14d)肠外营养 MBO 患者，或有中心静脉导管禁忌的 MBO 患者，或中心静脉导管感染或败血症时，拔除留置的导管数日以防止中心静脉导管细菌定植，但又不能停止肠外营养治疗的 MBO 患者。

输液港可为长期输入化疗药物、应用肠外营养患者提供安全、方便、美观和可长期携带的血管通道[181-182]，但单纯应用输液港行 TPN 则不推荐使用。[183]

5.7.3 水、电解质微量元素的补充

MBO 患者体液代谢特点是有效循环不足、无效循环增多，重要生命器官灌注不足，第三间隙液体增多。因此，MBO 患者的液体管理策略是补液与脱水并行。石汉平等[45]建议，在提高胶体渗透压的前提下利尿，联合使用白蛋白(10～20g)和呋塞米(20～80mg)或其他利尿药。

(1)液体。肠外补液是指非口服或肠内补液，其补液途径有静脉注射或皮下注射、皮下灌注术。皮下灌洗治

疗(Hypodermoclysis)是一种有效且安全的补液途径，每天可补液1500mL，局部不良反应少。[184]

需要强调的是，补液是肠外营养的一个环节[117]，可在不进行肠外营养的情况下进行；补液仅作为舒缓治疗的一种手段，不能预防或改善口渴或口干等症状，亦不能延长生存，需要注意水和电解质平衡。若补液过量，可能因为外周水肿和肺水肿而导致死亡。一项小型的前瞻性随机试验表明[185]，肠外补液的量与口渴、口干程度或腹胀不相关，但500mL/d的补液量可减轻恶心和疲乏；大量的肠外补液可导致更多的胃肠液分泌。在疾病终末期，肠外补液治疗可能无法获益。[186]

脱水是导致谵妄的常见原因，虽然肠外补液治疗可能有效，但除非在垂死的时候，否则适量的人工补液可能是有害的，濒死阶段的肠外补液治疗可能会增加水负荷、周围肿胀、腹水和肺水肿的风险。[186]在一项多中心双盲安慰剂随机对照研究中，皮下输注1000mL/d并不能改善脱水症状(如疲劳、肌阵挛、镇静和幻觉)、生活质量，或改善生存。[187]

肠外补液MASCC指南证据水平为Ⅱ级，推荐等级为B。

临床上，以5%葡萄糖、0.9%氯化钠为常用补液制剂，一般每日补液量为1.0～1.5L，超过1L的静脉输液可显著减少恶心和困倦[188]，但补液过多可能导致胃肠道分泌量增加。因此，必须注意权衡补液疗效与补液可能导致的不良反应。

高张溶液可提高血浆渗透压、促进利尿，并可影响肾素-血管紧张素-醛固酮系统，可选择性使用高张溶液，抑制体液潴留的恶性循环。但外周肠外营养治疗主要适用于接受短期肠外治疗患者，制剂选择较低渗透浓度为佳，通常建议≤900mmol/L，pH 值>5.2。[189]

(2)电解质微量元素。电解质及微量元素同样是肠外营养中的重要营养素，对维持机体多项基本活动有着十分重要的作用，如水、电解质、酸碱平衡，保持内环境稳定，维护各种酶的活性，维持神经肌肉应激性以及维持营养代谢正常进行。

电解质平衡需进行动态监测，包括患者体征、症状、出入量及血钾、血钠、血钙、血磷、血镁等，依据测量值进行动态调整。[190]

5.7.4 维生素补充

维生素可分为脂溶性维生素和水溶性维生素 2 大类，脂溶性维生素包括维生素 A、维生素 D、维生素 E、维生素 K，维生素 B 族、维生素 C 和生物素等为水溶性维生素。

由于体内有一定储备的脂溶性维生素，因此短期禁食行肠外营养患者无须进行额外添加，但对于长期肠外营养患者，应在配方中进行相应添加。通常体内无水溶性维生素储备，肠外营养时需常规进行补充以预防维生素缺乏。

目前，临床使用维生素制剂一般溶于脂肪制剂或全营养混合液中使用。[190]

5.7.5 蛋白质、脂肪和碳水化合物补充

(1)能量计算。一般使用标准化的方程或使用间接测

热法测量静息代谢率，即可估计机体能量需求。

Harris - Bendeict 及其改良方程至今一直作为临床上计算机体基础能量消耗（basal energy expenditure，BEE）的经典方程[191]，但同时亦应充分考虑 MBO 患者的肿瘤临床或病理分期、患者体能状态、合并基础疾病、肿瘤治疗目的（根治性、舒缓性）、肿瘤治疗方法（手术、化疗、分子靶向治疗、免疫靶向治疗、放射治疗）和肿瘤治疗相关不良反应（如发热、感染、并发症）等。

（2）补充标准。蛋白质、脂肪和碳水化合物与肿瘤的代谢密切相关，是制订个体化精准营养方案时首要考虑的因素。碳水化合物为机体能量的主要来源。

MBO 患者常伴随重度营养不良与恶液质，一般推荐能量需求量为 125.7～167.6kJ/（kg·d）。

碳水化合物是 TPN 的主要供能物质，输注期间应注意监测血糖，需控制在 10.0mmol/L 以下，必要时给予胰岛素，防止因高血糖或血糖波动较大而加重代谢紊乱及脏器功能损害。

肿瘤细胞需要大量的葡萄糖，并生成乳酸作为终产物，是典型的高无氧代谢，应减少碳水化合物在总能量中的供能比例，适当提高脂肪的供能比例。[192]

生理条件下，非蛋白质能量的分配一般为葡萄糖/脂肪（糖/脂肪比例）＝60%～70%/30%～40%。而处于肿瘤状态的患者，除严重高脂血症患者外，推荐采用低碳水化合物、高脂肪比例配方，二者比例可达到 1∶1，甚至脂肪供能比例更高。[193-194]中或长链脂肪乳剂，含橄榄油、鱼油脂肪乳剂在调节代谢、下调炎性反应、防止氧化应激及维护脏器功能等方面优于传统长链脂肪乳剂，因而更适合作为长期肠外营养治疗的能源物质。

充分考虑 MBO 患者的营养不良程度、疾病程度、应激程度，以及代谢和使用蛋白质的能力，确定蛋白质的需求量。

ESPEN 指南推荐蛋白质摄入量＞1g/(kg・d)，目标需要量可到 1.2～2g/(kg・d)，以 100％满足机体对蛋白质的需求。[160]

对于肿瘤恶液质患者，蛋白质目标需要量则更高，故而推荐蛋白质的总摄入量达到 1.8～2g/(kg・d)，必需氨基酸建议增加到≥1.2g/(kg・d)，且建议支链氨基酸≥0.6g/(kg・d)；对于严重营养不良的 MBO 患者，在短期冲击治疗阶段建议蛋白质摄入量为 2g/(kg・d)；当患者处于长期营养补充治疗阶段，推荐蛋白质摄入量为 1.5～1.7g/(kg・d)。[195-196]

为有效改善肿瘤患者肌肉消耗，维护肝脏功能，有专家推荐使用含有 35％以上支链氨基酸的氨基酸制剂。[196]

谷氨酰胺是哺乳动物小肠的主要代谢燃料，对胃肠道黏膜具有重要的营养作用。Chang 等[197]利用肠梗阻动物模型发现，谷氨酰胺可减少梗阻时肠腔分泌，并改善由肠梗阻造成的黏膜损伤。精氨酸、瓜氨酸等尿素循环中间产物亦是肠道免疫功能的重要调节因素，可保护肠道黏膜完整性，调整免疫反应，减轻肠道菌群移位。[198-199]因此，MBO 患者可适当给予谷氨酰胺、精氨酸以促进肠黏膜细胞的生长、修复。

周蕊等[200]提出了 MBO 患者如下三大产热营养素推荐摄入量标准及建议，可供临床参考。

(1)减少碳水化合物：推荐热占比 40%～50%。

(2)适当提高脂肪在总能量中的供能比例：推荐热占比 30%～35%，饱和脂肪酸∶单不饱和脂肪酸∶多不饱和脂肪酸＝1∶1.3∶1。

(3)保证优质蛋白质的供给量：推荐蛋白质热占比 15%～20%，其中优质蛋白质≥50%；蛋白质目标摄入量提高为 1.5～2.5g/(kg·d)，才能达到更理想的效果。

(4)因“全合一”营养制剂有利于各营养素的利用，易于管理，相关并发症少，并可节省费用，故多推荐使用。[201]

5.8 肠内营养

5.8.1 适应证

MBO 根据发生时间可分为先发性和后发性，前者是以肠梗阻为首发表现的 MBO，后者是指恶性肿瘤治疗后出现的 MBO。先发性肠梗阻手术机会更多，肠道再通概率更大。[150]

肿瘤营养治疗的基本原则是优先选用肠内营养(enteral nutrition，EN)，成人只要有 100cm 功能良好的小肠，即可通过膳食或膳食配伍 EN 制剂提供能量。

一般而言，对于经过手术、胃肠减压和抑制肠道消化液分泌、减轻肠壁水肿、梗阻症状(恶心、呕吐、排便、排气)得到显著缓解后，尽早开始 EN，有利于维持患者的营养状态及改善生活质量。[202]耐受良好的患者，可居家进行 EN 治疗。[203]周蕊等[200]报道，32%～100%

患者的梗阻症状经过手术治疗可得到缓解，45%～75%的患者可恢复经口进食。石汉平等[45]研究表明，在放置肠梗阻导管的情况下，选择蛋白质制剂或无渣肠内营养剂，可获得满意疗效。

5.8.2 营养原则

MBO患者的肠内营养治疗应根据病情变化遵循以下原则[200]：

(1)肠内营养从少量到多量，逐步过渡到全肠内营养。

(2)从水解蛋白制剂过渡到整蛋白制剂。

(3)从无渣肠内营养制剂逐步过渡到常规的肠内营养制剂。[204]

5.8.3 营养通路

口服营养补充(oral nutritional supplements，ONS)是EN的首选途径。[205]MBO的经口饮食主要以流质、半流质、少渣饮食为主，主要目的是缓解患者口干，满足患者心理需求，提高患者生活质量。

ESPEN指南建议，对存在中—重度吞咽困难、严重放化疗食管黏膜炎等高危因素影响经口进食的患者推荐管饲营养。[206]

目前，非手术治疗涉及肠内营养通路的主要包括肠梗阻导管、经皮内镜下胃造口术(percutaneous endoscopic gastrostomy，PEG)和经皮内镜下空肠造口术(percutaneous endoscopic jejunostony，PEJ)、支架置入。

经皮造瘘放置导管是MBO临床营养治疗的常用手段之一[207]，83%～93%造瘘患者的恶心、呕吐症状可能明显缓解，造瘘及间歇减压后，患者可尝试少量进食，逐渐恢复胃肠道功能，从而避免使用鼻胃管引流及其导致的身心痛苦。

5.8.4 营养制剂

肠内营养制剂目前主要分为3大类，即整蛋白型、氨基酸型-短肽型和组件型肠内营养剂。[208-209]

(1)整蛋白型。整蛋白型肠内营养制剂可分为平衡型(balanced，standard type)、疾病特异型(disease specific type)与其他类型3种类型，其氮源为蛋白质游离物或整蛋白，具有口感好、渗透压接近等渗(300～450mmol/L)等优点，主要适用于胃肠道功能较好的患者，可用于口服、管饲。[210]

MBO患者肠内营养蛋白质摄入量，ESPEN指南所建议的与肠外营养相同，但推荐使用无渣型肠内营养制剂。

肿瘤专用型肠内营养制剂的主要特点为高能量、高脂肪、高蛋白、低碳水化合物，其中再添加谷氨酰胺、精氨酸、ω-3多不饱和脂肪酸、中长链甘油三酯等免疫营养成分，可增强肿瘤患者的营养状态，同时还能提高患者的免疫功能。[211]若MBO患者合并其他疾病，亦可选择疾病相应专用型肠内营养制剂，如糖尿病型肠内营养制剂、肾脏病型肠内营养制剂、肝病型肠内营养制剂等。

(2)氨基酸型-短肽型。氨基酸型及短肽型全营养配方食品是以单体物质作为基质，包括葡萄糖、短肽、氨基酸、脂肪、矿物质和维生素混合物。

该配方食品的特点是可直接吸收、无须消化，适用于胃肠功能不全的患者。若患者为不全性肠梗阻或放置肠梗阻导管等状态则可进行少量肠内营养，此时可考虑予以患者氨基酸型、短肽型肠内营养制剂，尽可能增加患者肠道吸收。

(3)组件型。组件型肠内营养制剂范围较广，包括糖类、整蛋白组件、短肽、氨基酸、长链甘油三酯、矿物质、维生素组件等。组件型制剂可根据患者实际病情调整其中微量营养素的用量，且做到100%满足矿物质及维生素需求。

表2　肠内营养制剂分型

分类	成分	适应证
整蛋白型	蛋白质游离物或整蛋白作为氮源	胃肠道功能比较好的患者
氨基酸型-短肽型	以葡萄糖、短肽、氨基酸、脂肪、矿物质和维生素混合物等单体物质作为基质	胃肠功能不全的患者
组件型	糖类、整蛋白组件、短肽、氨基酸、长链甘油三酯组件、中链甘油三酯组件、矿物质、维生素组件等	胃肠功能不全的患者

5.9　家庭肠外营养

家庭肠外营养(HPN)即在家中进行的肠外营养，使用涉及经济、人员和基础设施资源。[212]

Cochrane系统综述评估了HPN对无法手术MBO患者生存和生活质量的影响[213]，13个研究、721例患者，中位生存期为 15～155d。另外 2 项研究显示了同样的结果[214-216]，生活质量改善和生活质量恶化的患者数量相同。

当推荐 HPN 时，有必要权衡益处和风险，包括预测癌症患者生存期。[217-218]潜在的 HPN 可获益预后指标，包括组织病理类型，肿瘤生长缓慢和化疗敏感的肿瘤[219-222]；体能状态，ECOG＜2；无体液滞留（周围水肿，腹腔积液或腹膜积液），无贫血，无低蛋白血症。[223]

众多文献报道[224-228]，大多数患者可能由于疾病恶化无法从 HPN 中获益，晚期癌症和 MBO 患者的营养不良和恶液质状态通常是不可逆的和治疗耐药的。[229]

参考文献

[1]Pujara D，Chiang YJ，Cormier JN，et al. Selective approach for patients with advanced malignancy and gastrointestinal obstruction[J]. J Am Coll Surg，2017，225(1)：53－59.

[2]Groves N，Tobin A. High flow nasal oxygen generates positive airway pressure in adult volunteers[J]. Aust Crit Care，2007，20(4)：126－131.

[3]吴熙，杨渤彦，于雷，等．奥曲肽不同给药方式在恶性肠梗阻治疗中的应用研究[J]. 癌症进展，2017，15(5)：505－508.

[4]Walsh D，Davis M，Ripamonti C，et al. 2016 Updated MASCC/ESMO consensus recommendations：Management of nausea and vomiting in advanced cancer[J]. Supportive care in cancer：official journal of the Multinational Association of Supportive Care in Cancer，2017，25(1)：333－340.

[5]Kaneishi K, Imai K, Nishimura K, et al. Olanzapine versus metoclopramide for treatment of nausea andvomiting in advanced cancer patients with incomplete malignantbowel obstruction[J]. J Palliat Med, 2020, 23(7): 880 - 881.

[6]Berger J, Lester P, Rodrigues L. Medical Therapy of Malignant Bowel Obstruction with Octreotide, Dexamethasone, and Metoclopramide[J]. Am J Hosp Palliat Care, 2016, 33: 407 - 410.

[7]Mercadante S, Ferrera P, Villari P, et al. Aggressive pharmacological treatment for reversing malignant bowel obstruction[J]. J Pain Symptom Manage, 2004, 28(4): 412 - 416.

[8] Baines M, Oliver DJ, Carter RL. Medical management of intestinal obstruction in patients with advanced malignant disease. A clinical and pathological study[J]. Lancet, 1985, 2: 990 - 993.

[9]Fainsinger RL, Spachynski K, Hanson J, et al. Symptom control in terminally ill patients with malignant bowel obstruction (MBO) [J]. J Pain Symptom Manage, 1994, 9: 12 - 18.

[10]Muir JC, von Gunten CF. Abdominal cancer, nausea, and vomiting[J]. J Palliat Med, 2001, 4: 391 - 394.

[11]Kaneishi K, Kawabata M, Morita T. Olanzapine for the relief of nausea in patients with advanced cancer and incomplete bowel obstruction[J]. J Pain Symptom Manage, 2012, 44: 604 - 607.

[12]Tuca A, Roca R, Sala C, et al. Efcacy of granisetron in the antiemetic control of nonsurgical intestinal obstruction in advanced cancer: a phase Ⅱ clinical trial[J]. J Pain Symptom Manage, 2009, 37: 259 - 270.

[13]Bloom SR, Polak JM. Somatostatin[J]. British medical journal (Clinical researched), 1987, 295(6593): 288 - 290.

[14]Clark K, Lam L, Currow D. Reducing gastric secretionsa role for

histamine 2 antagonists or proton pump inhibitors in malignant bowel obstruction[J]. Support Care Cancer，2009，17(12)：1463－1468.

[15]文西年，陈兵，阿不都外力·吾守尔，等．奥曲肽在胃肠道肿瘤所致恶性肠梗阻治疗中的应用[J]. 中国微创外科杂志，2011，11(5)：409－410，420.

[16]高炜，杨建伟，王晓杰，等．奥曲肽联合 FOLFOX 化疗方案治疗恶性肠梗阻[J]. 中华胃肠外科杂志，2010，13(3)：233－234.

[17]李健，金懋林，沈琳. 醋酸奥曲肽在恶性肿瘤肠梗阻中的应用[J]. 中华胃肠外科杂志，2007，10(5)：479－481.

[18]邱成志，黄种心，王川，等. 生长抑素受体亚型在结直肠癌组织中的表达[J]. 中华实验外科杂志，2005，22(4)：442－444.

[19]Lare C，Bennett M. Tolerance issues in the use of somatostatin analogues in palliative care[J]. J Pain Symptom Manag，2022，23：87－88.

[20]Currow DC，Quinn S，Agar M，et al. Double－blind，placebo－controlled，randomized trial of octreotide in malignant bowel obstruction[J]. J Pain Symptom Manage，2015，49(5)：814－821.

[21]Matulonis UA，Seiden MV，Roche M，et al. Long－acting octreotide for the treatment and symptomatic relief of bowel obstruction in advanced ovarian cancer[J]. J Pain Symptom Manage，2005，30：563－569.

[22]陈勇，方庆，王向阳，等．奥曲肽治疗粘连性肠梗阻疗效及对患者血清血管活性肠肽水平影响观察[J]. 药物流行病学杂志，2016，25(12)：752－754.

[23]Cascini GL，Cuccurullo V，Tamburrini O，el al. Peptide imaging with somatostatin analogues：more than cancer probes[J]. Curr Radiopharm，2013，6(1)：36－40.

[24]Ripamonti C，Panzefi C，Groll L，et al. The role of somatostatin and octreotide in bowel obstruction：pre－elinical

and clinical results[J]. Tumori，2001，87(1)：1-9.

[25]Kubota H，Taguchi K，Kobayashi D，et al. Clinical impact of palliative treatment using octreotide for inoperable malignant bowel obstruction caused by advanced urological cancer[J]. Asian Pac J Can-cer Prev，2013，14(12)：7107-7110.

[26]王瑞．奥曲肽在恶性肠梗阻治疗中的有效性及安全性分析[J]. 医学理论与实践，2016，29(14)：1896-1897.

[27]Watari H，Hosaka M，Wakui Y，et al. A prospective study on the efficacy of octreotide in the management of malignant bowel obstruction in gynecologic cancer[J]. Int J Gynecol Cancer，2012，22(4)：692-696.

[28]许佳伟，梁丙乾，郭建昇．奥曲肽联合常规治疗用于缓解恶性肠梗阻有效性与安全性的 Meta 分析[J]. 中国药房，2019，30(22)：3138-3143.

[29]李刚，王育红，张炎. 生长抑素对恶性肠梗阻患者免疫功能的影响[J]. 中国新药杂志，2012，21(12)：1377-1380.

[30]张京菊，刘振堂. 生长抑素在恶性肿瘤肠梗阻中的临床应用[J]. 包头医学院学报，2013，29(1)：46-48.

[31]张建勋，齐金刚，张婷，等．奥曲肽持续静脉泵入辅助治疗恶性肠梗阻的临床效果观察[J]. 临床合理用药杂志，2015，8(28)：45-46.

[32]Jiang Jianqiang，Li Yongjun，Zhang Weihua，et al. Clinical application of transnasal intestinal obstruction catheterization combined with sequential regional arterial infusion chemotherapy for malignant intestinal obstruction[J]. Journal of Nantong University (Medical Science)，2018，38(5)：362-364.

[33]孙浩，储宪群，朱镇，等．生长抑素联合经肛肠梗阻导管在远端结肠恶性肠梗阻老年病人中的应用[J]. 腹部外科，2017，30(6)：467-470.

[34]郑香伟. 恶性肠梗阻早期炎症采用奥曲肽治疗的疗效及安全性研究[J]. 中国现代药物应用，2016，10(20)：175－176.

[35]Wu Z，Wang S，Yuan S，et al. Clinical efficacy and safety of somatostatin in the treatment of early postoperative inflammatorysmall bowel obstruction：a protocol for systematic review and metaanalysis[J]. Medicine (Baltimore)，2020，99(20)：e20288.

[36]Edmunds MC，Chen JD，Soykan I，et al. Effect of octreotide on gastric and small bowel motility in patients with gastroparesis[J]. Aliment Pharmacol Ther，1998，12(2)：167－177.

[37]Richards WO，Geer R，O'Dorisio TM，et al. Octreotide acetate-induces fasting small bowel motility in patients with dumpingsyndrome[J]. J Surg Res，1990，49(6)：483－487.

[38]Cullen JJ，Eagon JC，Kelly KA. Gastrointestinal peptidehormones during postoperative ileus. Effect of octreotide[J]. Dig Dis Sci，1994，39(6)：1179－1184.

[39]Dahaba AA，Mueller G，Mattiassich G，et al. Effect of somatostatin analogue octreotide on pain relief after major abdominal surgery[J]. Eur J Pain，2009，13(8)：861－864.

[40]Cullen JJ，Eagon JC，Dozois EJ，et al. Treatment of acute postoperative ileus with octreotide[J]. Am J Surg，1993，165(1)：113－119.

[41]Owyang C. Octreotide in gastrointestinal motility disorders[J]. Gut，1994，35(Suppl 3)：S11－S14.

[42]Garland J，Buscombe JR，Bouvier C，et al. Sandostatin LAR (long－acting octreotide acetate) for malignant carcinoid syndrome：a 3－year experience[J]. Aliment Pharmcol Ther，2003，17(3)：437－444.

[43]Mercadante S，Porzio G. Octreotide for malignant bowel obstruction：twenty years after[J]. Crit Rev Oncol Hematol，2012，83

(3)：388－392.
[44]Anthony T，Baron T，Mercadante S，et al. Report of the clinical protocol committee：development of randomized trials for malignant bowel obstruction[J]. J Pain Symptom Manage，2007，34(Suppl 1)：S49－S59.
[45]石汉平，陈永兵，饶本强，等. 恶性肠梗阻的整合治疗[J]. 肿瘤代谢与营养电子杂志，2019，6(4)：421－426.
[46]Hisanaga T，Shinjo T，Morita T，et al. Multicenter prospective study on efficacy and safety of octreotide for inoperable malignant bowel obstruction[J]. Jpn J Clin Oncol，2010，40(8)：739－745.
[47] Owyang C. Octreotide in gastrointestinal motility disorders[J]. Gut，1994，35(Suppl 3)：S11－S14.
[48]Stolk MF，van Erpecum KJ，Koppeschaar HP，et al. Effect of octreotide on fasting gall bladder emptying，antroduodenal motility，and motilin release in acromegaly[J]. Gut，1995，36(5)：755－760.
[49]Poitras P，Trudel L，Miller P，et al. Regulation of motilin release：studies with ex vivo perfused canine jejunum[J]. Am J Physiol，1997，272(1 Pt 1)：G4－G9.
[50]Ambartsumyan L，Flores A，Nurko S，et al. Utility of octreotide in advancing enteral feeds in children with chronic intestinal pseudo－obstruction[J]. Paediatr Drugs，2016，18(5)：387－392.
[51] Peeters TL，Romanski KW，Janssens J，et al. Effect of the long－acting somatostatin analogue SMS 201－995 on small intestinal inter digestive motility in the dog[J]. Scand J Gastroenterol，1998，23(7)：769－774.
[52]Haruma K，Wiste JA，Camilleri M. Effect of octreotide on gastrointestinal pressure profiles in health and in functional and organic gastrointestinal disorders[J]. Gut，1994，35(8)：1064－1069.
[53]Van Berge Henegouwen MI，Van Gulik TM，Akkermans LM，

et al. The effect of octreotide on gastric emptying at a dosage used to prevent complications after pancreatic surgery: a randomised, placebo controlled study in volunteers[J]. Gut, 1997, 41(6): 758 - 762.

[54]Massacesi C, Galeazzi G. Sustained release octreotide may have a role in the treatment of malignant bowel obstruction [J]. Pallat Med, 2006, 20(7): 715 - 716.

[55]Zhou Lina, Pan Xinxin, Cai Xiaoyan, et al. Application of rapid rehabilitation nursing in interventional stent combined surgery for elderly patients with malignant intestinal obstruction[J]. Nursing Journal of Chinese PLA, 2017, 34(15): 41 - 43, 52.

[56]Yang Qun, Zhang Jiang, Cen Xiaojie, et al. Clinical study of selfdesigned Yiqi Tongbi formula combined with western medicine in the treatment of advanced malignant intestinal obstruction [J]. China Modern Doctor, 2019, 57(21): 28 - 30, 35.

[57]马鹏飞．联用支架置入术和腹腔镜下结直肠癌根治术治疗急性左半结直肠癌并发恶性肠梗阻的效果[J]．当代医药论丛，2019，17(9)：87 - 88.

[58]王骁，范焕芳，程子明，等．中西医结合治疗小细胞肺癌重症患者报道[J]．系统医学，2019，4(9)：138 - 139，142.

[59]刘献民，张世同，朱晶晶，等．二甲硅油散联合奥曲肽治疗恶性肠梗阻的临床疗效观察[J]．现代诊断与治疗，2019，30(1)：18 - 20.

[60]邢玉庆，殷东风，高宏，等．奥曲肽持续皮下泵入治疗恶性肠梗阻的临床观察[J]．临床肿瘤学杂志，2010，15(5)：450 - 452.

[61]张仕东，张景敏．恶性肠梗阻患者采用奥曲肽持续皮下泵入治疗的临床效果分析[J]．世界最新医学信息文摘，2020，20(69)：356 - 357.

[62]Shima Y, Ohtsu A, Shirao K, et al. Clinical efficacy and safety

of octreotide (SMS201 - 995) in terminally ill Japanese cancer patients with malignant bowel obstruction[J]. Jpn J Clin Oncol, 2008, 38(5): 354 - 359.

[63]Yin D, Zhu Y, Xing Y, et al. Clinical observation of continuously subcutaneous - pumped octreotide infusion in palliative treatment of malignant bowel obstruction[J]. Chinese German J Clin Oncol, 2011, 10(1): 31 - 34.

[64]Mercadante S, Maddaloni S. Octreotide in the management of inoperable gastrointestinal obstruction in terminal cancer patients[J]. J Pain Symptom Manage, 1992, 7(8): 496 - 498.

[65]Campbell R, Mccaffey N, Brown L, et al. Clinician - reported changes in octreotide prescribing for malignant bowel obstruction as a result of an adequately powered phase Ⅲ study: a transnational, online survey[J]. Palliat Med, 2018, 32(8): 1363 - 1368.

[66]张翔，白辣，简斌，等．生长抑素治疗恶性肠梗阻患者疗效的Meta分析[J]. 西部医学，2018，30(12)：1810 - 1816.

[67]Mercadante S, Porzio G. Octreotide for malignant bowel obstruction: twenty years after[J]. Clin Rev Oncol Hematol, 2012, 83(3): 388 - 392.

[68]郭璐，范晓萍，刘宝洪．奥曲肽治疗恶性肠梗阻疗效的Meta分析[J]. 临床药物治疗杂志，2015，13(1)：45 - 48.

[69]梁启新，汪晓明，于庆生．奥曲肽治疗恶性肠梗阻早期炎症的临床疗效及安全性评价[J]. 中国临床药理学杂志，2016，32(7)：603 - 605.

[70]丁涤非，胡凯，方萍，等．醋酸奥曲肽在恶性肿瘤所致肠梗阻治疗中的临床效果观察[J]. 淮海医药，2016，34(4)：412 - 413.

[71]Shima Y, Yamaguchi K, Miyata Y, et al. A clinical study using octreotide in relieving gastrointestinal symptoms due to bowel obstruction in a terminally ill cancer patient[J]. Gan To Kagaku

Ryoho，2004，31(9)：1377－1382.

[72] Murakami H，Matsumoto H，Nakamura M，et al. Octreotide acetate－steroid combination therapy for malignant gastrointestinal obstruction[J]. Anticancer Res，2013，33(12)：5557－5560.

[73]Mangili G，Franchi M，Mariani A，et al. Octreotide in the management of bowel obstruction in terminal ovarian cancer[J]. Gynecol Oncol，1996，61(3)：345－348.

[74]Ripamonti C，Mercadante S，Groff L，et al. Role of octreotide，scopolamine butyl bromide，and hydration in symptom control of patients with inoperable bowel obstruction and nasogastric tubes：a prospective randomized trial[J]. J Pain Symptom Manage，2000，19(1)：23－34.

[75]Mercadante S，Ripamonti C，Casuccio A，et al. Comparison of octreotide and hyoscine butyl bromide in controlling gastrointestinal symptoms due to malignant inoperable bowel obstruction[J]. Support Care Cancer，2000，8(3)：188－191.

[76]Mystakidou K，Tsilika E，Kalaidopoulou O，et al. Comparison of octreotide administration vs conservative treatment in the management of inoperable bowel obstruction in patient with far advanced cancer：a randomized，double－blind controlled clinical trial[J]. Anticancer Res，2002，22 (2B)：1187－1192.

[77] Obita GP，Boland EG，Currow DC，et al. Somatostatin analogues compared with placebo and other pharmacologic agents in the management of symptoms of inoperable malignant bowel obstruction：a systematic review[J]. Journal of pain and symptom management，2016，52(6)：901－919.

[78]黄亚军．奥曲肽联合鼻胃减压管治疗腹部手术致早期炎症性肠梗阻效果观察[J]. 中国处方药，2018，16(1)：55－56.

[79]王安连．奥曲肽治疗恶性肠梗阻的有效性及安全性[J]. 中国合

理用药探索，2018，15(11)：117－118.
[80]李小珍，张向超，上官峰，等．奥曲肽在胃肠道肿瘤所致恶性肠梗阻治疗中的效果观察[J]．中国肛肠病杂志，2019，39(7)：10－11.
[81]谢海慧，朱 畅，张金玲．奥曲肽治疗晚期卵巢癌所致肠梗阻的疗效观察[J]．中国现代手术学杂志，2012，16(2)：107－109.
[82]吴俊东，庄业忠，黄文河，等．思他宁在胃肠道肿瘤所致恶性肠梗阻非手术治疗中的应用[J]．实用癌症杂志，2007，22(2)：188－190.
[83]Laval G，Rousselot H，Toussaint－Martel S，et al. SALTO：a randomized，multicenter study assessing octreotide LAR in inoperable bowel obstruction[J]. Bull Cancer，2012，99(2)：E1－E9.
[84]Minoura T，Takeuchi M，Morita，T，et al. Practice patterns of medications for patients with malignant bowel obstruction using a nationwide claims database and the association between treatment outcomes and concomitant use of H2－blockers/proton pump inhibitors and corticosteroids with[J]. J Pain Symptom Manage，2018，55：413－419.
[85]Peng X，Wang P，Li S，et al. Randomized clinical trial comparing octreotide and scopolamine butyl bromide in symptom control of patients with inoperable bowel obstruction due to advanced ovarian cancer[J]. World J Surg Oncol，2015，13：50.
[86]高炜，杨建伟，王晓杰．奥曲肽联合FOLFOX化疗方案治疗恶性肠梗阻[J]．中华胃肠外科杂志，2010，13(3)：233－234.
[87]Mariani P，Blumberg J，Landau A，et al. Symptomatic treatment with lanreotide microparticles in inoperable bowel obstruction resulting from peritoneal carcinomatosis：a randomized，double－blind，placebo－controlled phase Ⅲ study[J]. J Clin Oncol，2012，30(35)：4337－4343.

[88]McCaffrey N, Asser T, Fazekas B, et al. Health - related quality of life in patients with inoperable malignant bowel obstruction: secondary outcome from a double blind, parallel, placebo - controlled randomised trial of octreotide[J]. BMC Cancer, 2020, 20(1): 1050 - 1059.

[89]Dolan EA. Malignant bowel obstruction: a review of current treat - ment strategies[J]. Am J Hosp Palliat Care, 2011, 28(8): 576 - 582.

[90]Fainsinger RL, Spachynski K, Hanson J, et al. Symptom control in terminally in patients with malignant bowel obstruction [J]. J Pain Symptom Manage, 1994, 9(1): 12 - 18.

[91]Morgan RD, Stamatopoulou S, Mescallado N, et al. Screening tool for malignant bowel obstruction in relapsed, metastatic ovarian cancer[J]. ESMO open, 2019, 4(2): e000463.

[92]Atie M, Khoma O, Dunn G, et al. Gastrointestinal tract obstruction secondary to post - operative oedema: does dexamethasone administration help? [J]. Journal of surgical case reports, 2016(8): 139.

[93]Mittal DL, Mittal A, Brosnan EA, et al. Nonopioid pharmacological management of malignant bowel obstruction: a New Zealand - wide survey[J]. Journal of palliative medicine, 2014, 17(11): 1249 - 1255.

[94]Feuer DJ, Broadley KE. Corticosteroids for the resolution of malignant bowel obstruction in advanced gynaecological and gastrointestinal cancer[J]. Cochrane Database Syst Rev, 2000, (2): 1219.

[95]蒋志诚，胡胜云，宋乐勇．大承气汤治疗肿瘤合并肠梗阻 20 例临床观察[J]. 中医药导报，2014，20(12)：47 - 48.

[96]朱翔，方明治，吴焰林，等．中药治疗胃癌伴发不全性肠梗阻疗效观察[J]. 辽宁中医杂志，2004，31(12)：1011 - 1012.

[97]魏征，张俊萍，蔡小平．加味小承气汤灌肠治疗恶性肠梗阻 80 例临床观察[J]. 中国临床研究，2013，26(8)：847－848.

[98]杨士民，项琦，常艳，等．复方大承气汤联合肠梗阻导管治疗恶性肠梗阻的临床研究[J]. 中国中西医结合外科杂志，2021，27(1)：14－19.

[99]王彬．大承气汤治疗长春碱类药物化疗引起肠麻痹疗效观察[J]. 中国中医急症，2009，18(7)：1059－1061.

[100]周佳琪，潘玉真，崔小天．基于文献调查分析中药保留灌肠治疗恶性肠梗阻的用药规律[J]. 中医临床研究，2022，14(1)：52－55.

[101]雷月丽，武跃宾，郭 星，等．中药灌肠配合康复训练治疗晚期癌症并肠梗阻患者临床研究[J]. 陕西中医，2018，39(1)：74－76.

[102]姜敏，左明焕，刘传波，等．中药灌肠治疗恶性肠梗阻 106 例临床观察[J]. 辽宁中医杂志，2009，36(10)：1729－1730.

[103]左明焕，李泉旺，孙韬，等．中药灌肠治疗癌性肠梗阻 76 例临床观察[J]. 中华中医药杂志，2007，22(9)：654－655.

[104]Sano T，Utsumi D，Amagase K，et al. Lafutidine，a histamine H2 receptor antagonist with mucosal protective properties，attenuates 5－fluorouracil－induced intestinal mucositis in mice through activation of extrinsic primary afferent neurons[J]. J Physiol Pharmacol，2017，68(1)：79－90.

[105]ShimY K，Kim N. The effect of H2 receptor antagonist in acid inhibition and its clinical efficacy[J]. The Korean Journal of Gastroenterology，2017，70(1)：4－12.

[106]Lilly CM，Aljawadi M，Badawi O，et al. Comparative Effectiveness of Proton Pump Inhibitors vs Histamine Type 2 Receptor Blockers for Preventing Clinically Important Gastrointestinal Bleeding During Intensive Care：A Population－Based Study[J]. Chest，2018，154(3)：557－566.

[107]Clark K, Lam L, Currow D. Reducing gastric secretions—a role for histamine 2 antagonists or proton pump inhibitors in malignant bowel obstruction? [J]. Supportive care in cancer: official journal of the Multinational Association of Supportive Care in Cancer, 2009, 17(12): 1463-1468.

[108]Deakin M, Williams JG. Histamine H2-receptor antagonistsin peptic ulcer disease. Efficacy in healing peptic ulcers[J]. Drugs, 1992, 44(5): 709-719.

[109]Konturek SJ, Radecki T, Brzozowski T, et al. Gastric cytoprotection by prostaglandins, ranitidine, and probanthine in rats. Role of endogenous prostaglandins[J]. Scand J Gastroenterol, 1981, 16(1): 7-12.

[110]Bertaccini G, Scarpignato C. Histamine H2-antagonists modify gastric emptying in the rat[J]. Br J Pharmacol, 1982, 77(3): 443-448.

[111]Ueki S, Seiki M, Yoneta T, et al. Gastroprokinetic activity of nizatidine, anew H2-receptor antagonist, and its possible mechanism of actionin dogs and rats[J]. J Pharmacol Exp Ther, 1993, 264(1): 152-157.

[112]Katsoulis S, Conlon JM. Calcitonin gene-related peptides relax guinea pig and rat gastric smooth muscle[J]. Eur J Pharmacol, 1989, 162(1): 129-134.

[113]Tache Y, Pappas T, Lauffenburger M, et al. Calcitonin gene-related peptide: potent peripheral inhibitor of gastric acid secretion in rats and dogs[J]. Gastroenterology, 1984, 87(2): 344-349.

[114]Bauerfeind P, Hof R, Hof A, et al. Effects of hCGRP I and II on gastric blood flow and acid secretion in anesthetized rabbits[J]. Am J Physiol, 1989, 256(1 Pt 1): G145-G149.

[115]Itoh H，Naito T，Takeyama M. Effects of histamine H2 - receptor antagonists on human plasma levels of calcitonin generelated peptide，substance P and vasoactive intestinal peptide[J]. J Pharm Pharmacol，2002，54(11)：1559 - 1563.

[116]Itoh H. Clinicopharmacological study of gastrointestinal drugs from the viewpoint of post marketing development[J]. Yakugaku Zasshi，2006，126(9)：767 - 778.

[117]Tuca A，Guell E，Martinez - Losada E，et al. Malignant bowel obstruction in advanced cancer patients：epidemiology，management，and factors infuencing spontaneous resolution[J]. Cancer Manag Res，2012，4：159 - 169.

[118]Radbruch L，Trottenberg P，Elsner F，et al. Systematic review of the role of alternative application routes for opioid treatment for moderate to severe cancer pain：an EPCRC opioid guidelines project[J]. Palliat Med，2011，25：578 - 596.

[119]Fainsinger RL，Spachynski K，Hanson J，et al. Symptom control in terminally ill patients with malignant bowel obstruction (MBO)[J]. Pain Symtom Manage，1994，9(1)：12 - 18.

[120]王飞，张建伟，亢玺刚，等. 盐酸吗啡联合阿托品对终末期恶性肠梗阻病人的镇痛治疗[J]. 中国疼痛医学杂志，2020，26(11)：877 - 878，880.

[121]廖亚勇，管静，陈耀成，等. 54 例不能手术的恶性肠梗阻合并重度癌痛的治疗体会[J]. 中国医药导报，2013，10(8)：30 - 32，35.

[122]徐晓妹，张传涛. 芬太尼透皮贴剂治疗伴肠梗阻的中重度癌痛患者的疗效观察[J]. 中国疼痛医学杂志，2013，19(3)：185 - 186.

[123]蒋新建，张辉，唐江岳，等. 美施康定直肠给药控制晚期消化道肿瘤患者癌痛的临床观察[J]. 四川肿瘤防治，2002，15(2)：99 - 100.

[124]Prommer E. Anticholinergics in palliative medicine：an update[J]. Am J Hosp Palliat Care，2013，30(5)：490－498.

[125]Weber C，Zulian GB. Malignant irreversible intestinal obstruction：the powerful association of octreotide to corticosteroids，antiemetics，and analgesics[J]. Am J Hosp Palliat Care，2009，26(2)：84－88.

[126]O'Connor B，Creedon B. Pharmacological treatment of bowel obstruction in cancer patients[J]. Expert Opin Pharmacother，2011，12(14)：2205－2214

[127]Porzio G，Aielli F，Verna L，et al. Can malignant bowel obstruction in advanced cancer patients be treated at home? [J]. Support Care Cancer，2011，19(3)：431－433.

[128]De Conno F，Caraceni A，Zecca E，et al. Continuous subcutaneous infusion of hyoscine butylbromide reduces secretions in patients with gastrointestinal obstruction[J]. J Pain Symptom Manage，1991，6：484－486.

[129]Guignard JP，Herxheimer A，Greenwood RM. Effects of hyoscine butylbromide on gut motility [J]. Clin Pharmacol Ther，1968，9(6)：745－748.

[130]Herxheimer A，de Groot AC. Some effects of injected hyoscine butylbromide：a versatile class experiment in human pharmacology [J]. Br J Clin Pharmacol，1977，4(3)：337－342.

[131]Herxheimer A. A comparison of some atropine－like drugs in man，with particular reference to their end－organ specificity[J]. Br J Pharmacol Chemother，1958，13(2)：184－192.

[132]Feuer DJ，Broadley KE. Corticosteroids for the resolution of malignant bowel obstruction in advanced gynaecological and gastrointestinal cancer[J]. Cochrane Database Syst Rev，2000：1219.

[133]Laval G，Arvieux C，Stefani L，et al. Protocol for the treatment of malignant inoperable bowel obstruction：a prospective study of 80

cases at Grenoble University Hospital Center[J]. J Pain Symptom Manage，2006，31：502 - 512.

[134] Philip J，Lickiss N，Grant PT，et al. Corticosteroids in the management of bowel obstruction on a gynecological oncology unit[J]. Gynecol Oncol，1999，74：68 - 73.

[135] Hardy J，Ling J，Mansi J，et al. Pitfalls in placebo - controlled trials in palliative care：dexamethasone for the palliation of malignant bowel obstruction[J]. Palliat Med，1998，12：437 - 442.

[136] Gemlo B，Rayner AA，Lewis B，et al. Home support of patients with end - stage malignant bowel obstruction using hydration and venting gastrostomy[J]. Am J Surg，1986，152：100 - 104.

[137] Bozzetti F. The role of parenteral nutrition in patients with malignant bowel obstruction[J]. Support Care Cancer，2019，27：4393 - 4399.

[138] Pasanisi F，Orban A，Scalfi L，et al. Predictors of survival in terminal - cancer patients with irreversible bowel obstruction receiving home parenteral nutrition[J]. Nutrition，2001，17(7/8)：581 - 584.

[139] Wong PW，Enriqquez A，Barrera R. Nutritional support in critically ill patients with cancer[J]. Crit Care Clin，2001，17：743 - 767.

[140] Gallardo - Valverde JM，Calanas - Continente A，Baena - Delgado E，et al. Obstruction in patients with colorectal cancer increases morbidity and mortality in association with altered nutritional status[J]. Nutr Cancer，2005，53(2)：169 - 176.

[141] 王东洲，王铁君，李涛. 肿瘤患者营养状况对放射敏感性的影响[J]. 肿瘤代谢与营养电子杂志，2016，3(4)：207 - 210.

[142] Clavier JB，Antoni D，Atlani D，et al. Baseline nutritional status is prognostic factor after definitive radiochemotherapy for

esophageal cancer[J]. Dis Esophagus，2014，27(6)：560－567.

[143]Matsumoto Y，Zhou Q，Kamimura K，et al. The prognostic nutrition index predicts the development of hematological toxicities in and the prognosis of esophageal cancer patients treated with cisplatin plus 5－fluorouracil chemotherapy[J]. Nutr Cancer，2018，70(3)：447－452.

[144]Bozzetti F. The role of parenteral nutrition in patients with malignant bowel obstruction[J]. Support Care Cancer，2019，27(12)：4393－4399.

[145]Fan BG. Parenteral nutrition prolongs the survival of patients associated with malignant gastrointestinal obstruction[J]. J Parenter Enteral Nutr，2007，31(6)：508－510.

[146]Chermesh I，Mashiach T，Amit A，et al. Home parenteral nutrition (HTPN) for incurable patients with cancer with gastrointestinal obstruction：do the benefits outweigh the risks[J]. Med Oncol，2011，28(1)：83－88.

[147]Hsu J，Sevak S. Management of malignant large－bowel obstruction[J]. Diseases of the Colon & Rectum，2019，62(9)：1028－1030.

[148]Legendre H，Vanhuyse F，Caroli－Bosc FX，et al. Survival and quality of life after palliative surgery for neoplastic gastrointestinal obstruction[J]. Eur J Surg Oncol，2001，27(4)：364－367.

[149]Berger J，Lester P，Rodrigues L. Medical therapy of malignant bowel obstruction with octreotide，dexamethasone，and metoclopramide[J]. Am J Hosp Palliat Care，2016，33(4)：407－410.

[150]Chen JH，Huang TC，Chang PY，et al. Malignant bowel obstruction：a retrospective clinical analysis[J]. Mol Clin Oncol，2014，2(1)：13－18.

[151]李健，邓晓东，杨元东．术前营养支持对肠梗阻患者手术预后

的影响[J]. 当代医学，2019，25(12)：45-47.

[152]Wang B，Wu GY，Zhou ZG，et al. Glutamine and intestinal barrier function[J]. Amino Acids，2015，47(10)：2143-2154.

[153]李宁．肠功能障碍的肠内营养策略[J]. 肠内与肠外营养，2010，17(4)：193-194.

[154]Jenkins B，Holsten S，Bengmark S，et al. Probiotics：a practical review of their role in specific clinical scenarios[J]. Nutr Clin Pract，2005，20(2)：262-270.

[155]杨光．新辅助化疗＋营养干预对结肠癌不全性肠梗阻患者营养状况、肿瘤负荷的影响[J]. 临床医药文献电子杂志，2019，6(57)：63-65.

[156]Weimann A，Braga M，Carli F，et al. ESPEN guideline：clinical nutrition in surgery[J]. Clin Nutr，2017，36(3)：623-650.

[157]Muscaritoli M，Arends J，Bachmann P，et al. ESPEN practical guideline：clinical nutrition in cancer[J]. Clin Nutr，2021，40：2898-2911.

[158]Druml C，Ballmer PE，Druml W，et al. ESPEN guideline on ethical aspects of artifcial nutrition and hydration[J]. Clin Nutr，2016，35：545-556.

[159]Chouhan J，Gupta R，Ensor J，et al. Retrospective analysis of systemic chemotherapy and total parenteral nutrition for the treatment of malignant small bowel obstruction[J]. Cancer Med，2016，5(2)：239-247.

[160]Arends J，Bachmann P，Barcos V，et al. ESPEN guidelines on nutrition in cancer patients[J]. Clin Nutr，2017，36(1)：11-48.

[161]王昆华，石汉平，赵青川，等．营养不良的三级诊断[J]. 肿瘤代谢与营养电子杂志，2015，2(2)：31-36.

[162]石汉平，许红霞．营养不良的五阶梯治疗[J]. 肿瘤代谢与营养电子杂志，2015，2(1)：29-33.

[163]中国抗癌协会. 肿瘤营养治疗通则[J]. 肿瘤代谢与营养电子杂志，2016，3(1)：34-39.

[164]中华医学会肠外肠内营养学分会. 肿瘤患者营养支持指南[J]. 中华外科杂志，2017，55(11)：801-829.

[165]李涛，李宝生，吕家华，等. 食管癌患者营养治疗指南[J]. 肿瘤代谢与营养电子杂志，2020，7(1)：32-42.

[166]Scolapio JS，Picco MF，Tarrosa VB. Enteral versus parenteral nutrition：the patient's preference[J]. JPEN J Parenter Enteral Nutr，2002，26(4)：248-250.

[167]Sugarbaker PH，Khaitan PG，Ihemelandu C. Management of malignancy-associated bowel obstruction by cervical esophagostomy and total parenteral nutrition，case series of 2 patients[J]. Int J Surg Case Rep，2018，53：390-393.

[168]Brard L，Weitzen S，Strubel-Lagan SL，et al. The effect of total parenteral nutrition on the survival of terminally ill ovarian cancer patients[J]. Gynecol Oncol，2006，103(1)：176-180.

[169]Bozzetti F. The role of parenteral nutrition in patients with malignant bowel obstruction[J]. Support Care Cancer，2019，27(12)：4393-4399.

[170]Hasenberg T，Essenbreis M，Herold A，et al. Retracted：Early supplementation of parenteral nutrition is capable of improving quality of life，chemotherapy-related toxicity and body composition in patients with advanced colorectal carcinoma undergoing palliative treatment：results from a prospective，randomized clinical trial[J]. Colorectal Disease，2010，12(10 Online)：e190-e199.

[171]Wang MY，Wu MH，Hsieh DY，et al. Home parenteral nutrition support in adults experience of a medical center in Asia[J]. JPEN J Parenter Enteral Nutr，2007，31(4)：306-310.

[172]钱振渊，孙元水，叶再元，等．家庭肠内营养对改善晚期胃癌患者生活质量的应用价值[J]. 中华胃肠外科杂志，2014，17(2)：158－162.

[173] Anthony T，Baron T，Mercadante S，et al. Report of the clinical protocol committee：development of randomized trials for malignant bowel obstruction [J]. J Pain Symptom Manage，2007，34(Suppl 1)：S49－S59.

[174]Laval G，Marcelin－Benazech B，Guirimand F，et al. Recommendations for bowel obstruction with peritoneal carcinomatosis[J]. J Pain Symptom Manage，2014，48(1)：75－91.

[175]Martinez－Castro P，Vargas L，Mancheno A，et al. Malignant bowel obstruction in relapsed ovarian cancer with peritoneal carcinomatosis：an occlusive state[J]. Int J Gynecol Cancer，2017，27(7)：1367－1372.

[176]Franke AJ，Iqbal A，Starr JS，et al. Management of malignant bowel obstruction associated with GI cancers[J]. J Oncol Pract，2017，13(7)：426－434.

[177]Dreesen M，Foulon V，Spriet I，et al. Epidemiology of catheter－related infections in adult patients receiving home parenteral nutrition：a systematic review[J]. Clin Nutr，2013，32：16－26.

[178] Pittiruti M，Hamilton H，Bif R，et al. ESPEN guidelines on parenteral nutrition：central venous catheters (access，care，diagnosis and therapy of complications) [J]. Clin Nutr，2009，28：365－377.

[179]Qian ZY，Sun YS，Ye ZY，et al. Application of home enteral nutrition and its impact on the quality of life in patients with advanced gastric cancer[J]. Chin J Gastrointest Surg，2014，17(2)：158－162.

[180]樊跃平，张田，曲芊诺，等．中国恶性肿瘤营养治疗通路专家

共识解读——经外周静脉置管部分[J]. 肿瘤代谢与营养电子杂志，2019，6(3)：301-304.

[181]Kock HJ，Pietsch M，Krause U，et al. Implantable vascular access systems：experience in 1500 patients with totally implanted central venous port systems[J]. World J Surg，1998，22(1)：12-16.

[182]Veliog-Vlu Y，Yuksel A，Sinmaz E. Complications and management strategies of totally implantable venous access port insertion through percutaneous subclavian vein[J]. Turk Gogus Kalp Damar Cerrahisi Derg，2019，27(4)：499-507.

[183]陈洪生，吕强，王雷，等. 中国恶性肿瘤营养治疗通路专家共识解读：输液港[J]. 肿瘤代谢与营养电子杂志，2018，5(3)：251-256.

[184]Coelho TA，Wainstein AJA，Drummond-Lage AP. Hypodermoclysis as a strategy for patients with end-of-life cancer in home care settings[J]. Am J Hosp Palliat Care，2020，37：675-682.

[185]Lipamonti C，Mercadante S，Grof L，et al. Role of octreotide，scopolamine butylbromide，and hydration in symptom control of patients with inoperable bowel obstruction and nasogastric tubes：a prospective randomized trial[J]. J Pain Symptom Manage，2000，19：23-34.

[186]Lokker ME，van der Heide A，Oldenmenger WH，et al. Hydration and symptoms in the last days of life[J]. BMJ Support Palliat Care，2021，11：335-343.

[187]Bruera E，Hui D，Dalal S，et al. Parenteral hydration in patients with advanced cancer：a multicenter，double-blind，placebo-controlled randomized trial[J]. J Clin Oncol，2013，31：111-118.

[188]于借英，张骁玮，潘磊，等. 老年患者快速康复 6 字法则[J].

肿瘤代谢与营养电子杂志. 2019，6(3)：273 - 276.
[189]Mclave SA，Dibaise JK，Mullin GE，et al. ACG clinical guideline：nutrition therapy in the adult hospitalized patient[J]. Am J Gastroenterol，2016，111(3)：315 - 334.
[190]Nejatinamini S，Kubrak C，Álvarez - Camacho M，et al. Head and neck cancer patients do not meet recommended intakes of micronutrients without consuming fortified products[J]. Nutr Cancer，2018，70(3)：474 - 482.
[191]石汉平，许红霞，李薇. 临床能量需求的估算[J]. 肿瘤代谢与营养电子杂志，2015，2(1)：7 - 10.
[192]李涛，吕家华，郎锦义，等. 恶性肿瘤放射治疗患者肠内营养专家共识[J]. 肿瘤代谢与营养电子杂志，2017，4(3)：272 - 279.
[193]Shang E，Weiss C，Post S，et al. Retraction：The influence of early supplementation of parenteral nutrition on quality of life and body composition in patients with advanced cancer[J]. JPEN J Parenter Enteral Nutr，2006，30(3)：222 - 230.
[194] Cadena AJ，Habib S，Rincon F，et al. The benefits of parenteral nutrition (pn) versus enteral nutrition (en) among adult critically ill patients：What is the evidence? A literature review[J]. J Intensive Care Med，2020，35(7)：615 - 626.
[195]Singer P，Blaser AR，Berger MM，et al. ESPEN guideline on clinical nutrition in the intensive care unit[J]. Clin Nutr，2019，38(1)：48 - 79.
[196]Gomes F，Schuetz P，Bounoure L，et al. ESPEN guidelines on nutritional support for polymorbid internal medicine patients[J]. Clin Nutr，2018，37(1)：336 - 353.
[197]Chang T，Lu R，Tsai L. Glutamine ameliorates mechanical obstruction - induced intestinal injury[J]. J Surg Res，2001，95(2)：133 - 140.

[198]Batista MA, Nicoli JR, Martins - Fdos S, et al. Pretreatment with citrulline improves gut barrier after intestinal obstruction in mice[J]. JPEN J Parenter Enteral Nutr, 2012, 36(1): 69 - 76.

[199]Quirino IE, Correia MI, Cardoso VN. The impact of arginine on bacterial translocation in an intestinal obstruction model in rats [J]. Clin Nutr, 2007, 26(3): 335 - 340.

[200]周蕊，朱翠凤．恶性肠梗阻的营养治疗策略[J]. 肿瘤代谢与营养电子杂志，2020，7(3)3：375 - 379.

[201]高纯，李梦，韦军民，等．复方氨基酸注射液临床应用专家共识[J]. 肿瘤代谢与营养电子杂志，2019，6(2)：183 - 189.

[202]Qian ZY, Sun YS, Ye ZY, et al. Application of home enteral nutrition and its impact on the quality of life in patients with advanced gastric cancer[J]. Chin J Gastrointest Surg, 2014, 17 (2): 158 - 162.

[203]Frat JP, Thille AW, Mercat A, et al. High - flow oxygen through nasal cannula in acute hypoxemic respiratory failure[J]. N Engl J Med, 2015, 372(23): 2185 - 2196.

[204]江波．以肠道功能保护与恢复为核心的癌性肠梗阻多学科综合治疗决策[J]. 实用临床医药杂志，2019，23(23)：1 - 4.

[205]Lyu JH, Li T, Xie CH, et al. Enteral nutrition in esophageal cancer patients treated with radiotherapy: a Chinese expert consensus 2018[J]. Future Oncol, 2019, 15(5): 517 - 531.

[206]Arends J, Bodoky G, Bozzetti F, et al. ESPEN guidelines on enteral nutrition: non - surgical oncology[J]. Clin Nutr, 2006, 25(2): 245 - 259.

[207]饶本强，石汉平．恶性肠梗阻：技术、情感和希望的博弈[J]. 肿瘤代谢与营养电子杂志，2017，4(2)：136 - 143.

[208]蒋朱明，于康．为什么要研讨肠内营养制剂的分类[J]. 临床外科杂志，2004，12(5)：263 - 264.

[209]Magnuson BL，Clifford TM，Hoskins LA，et al. Enteral nutrition and drug administration，interactions，and complications [J]. Nutr Clin Pract，2005，20(6)：618－624.
[210]孙洁，姚颖．恶性肠梗阻营养制剂的选择[J]．肿瘤代谢与营养电子杂志，2020，7(3)：371－374.
[211]Yan S，Li M，Yang D，et al. Associations between omega－3 fatty acid supplementation and anti－inflammatory effects in patients with digestive system cancer：a meta－analysis[J]. Nutr Cancer，2020，72 (7)：1098－1114.
[212]Naghibi M，Smith TR，Elia M. A systematic review with meta－analysis of survival，quality of life and cost－efectiveness of home parenteral nutrition in patients with inoperable malignant bowel obstruction[J]. Clin Nutr，2015，34：825－837.
[213]Sowerbutts AM，Lal S，Sremanakova J，et al. Home parenteral nutrition for people with inoperable malignant bowel obstruction [J]. Cochrane Database Syst Rev，2018，8：CD012812.
[214]Bozzetti F，Cozzaglio L，Biganzoli E，et al. Quality of life and length of survival in advanced cancer patients on home parenteral nutrition[J]. Clin Nutr，2002，21：288.
[215]Cotogni P，De Carli L，Passera R，et al. Longitudinal study of quality of life in advanced cancer patients on home parenteral nutrition[J]. Cancer Med，2017，6：1799－1806.
[216]Finocchiaro C，Gervasio S，Agnello E，et al. Multicentric study on home parenteral nutrition in advanced cancer patients[J]. Riv Ital Nutrizione Parenterale Enterale，2002，20：98－107.
[217]Bozzetti F，Cotogni P，Lo Vullo S，et al. Development and validation of a nomogram to predict survival in incurable cachectic cancer patients on home parenteral nutrition[J]. Ann Oncol，2015，26：2335－2340.

[218]] Messing B, Lémann M, Landais P, et al. Prognosis of patients with nonmalignant chronic intestinal failure receiving long - term home parenteral nutrition [J]. Gastroenterology, 1995, 108: 1005 - 1010.

[219]Ruggeri E, Giannantonio M, Agostini F, et al. Home artifcial nutrition in palliative care cancer patients: impact on survival and performance status[J]. Clin Nutr, 2020, 39: 3346 - 3353.

[220]Brard L, Weitzen S, Strubel - Lagan SL, et al. The efect of total parenteral nutrition on the survival of terminally ill ovarian cancer patients[J]. Gynecol Oncol, 2006, 103: 176 - 180.

[221]Chouhan J, Gupta R, Ensor J, et al. Retrospective analysis of systemic chemotherapy and total parenteral nutrition for the treatment of malignant small bowel obstruction[J]. Cancer Med, 2016, 5: 239 - 247.

[222]Santarpia L, Alfonsi L, Pasanisi F, et al. Predictive factors of survival in patients with peritoneal carcinomatosis on home parenteral nutrition[J]. , 2006, 22: 355 - 360.

[223]Dzierzanowski T, Sobocki J. Survival of patients with multi - level malignant bowel obstruction on total parenteral nutrition at home[J]. Nutrients, 2021, 13: 1 - 12.

[224]Shim J, Seo TS, Song MG, et al. Incidence and risk factors of infectious complications related to implantable venous - access ports[J]. Korean J Radio, 2014, 15: 494 - 500.

[225]Niedzwiedz CL, Knifton L, Robb KA, et al. Depression and anxiety among people living with and beyond cancer: a growing clinical and research priority[J]. BMC Cancer, 2019, 19: 943.

[226]Krebber AM, Bufart LM, Kleijn G, et al. Prevalence of depression in cancer patients: a meta - analysis of diagnostic interviews and self - report instruments[J]. Psychooncology, 2014,

23：121－130.

[227]Jairam V，Lee V，Park HS，et al. Treatment－related complications of systemic therapy and radiotherapy[J]. JAMA Oncol，2019，5：1028－1030.

[228]Muscaritoli M，Arends J，Bachmann P，et al. ESPEN practical guideline：clinical nutrition in cancer[J]. Clin Nutr，2021，40：2898－2913.

[229]Ni J，Zhang L. Cancer Cachexia：Defnition，Staging，and Emerging Treatments[J]. Cancer Manag Res，2020，12：5597－5605.

十 抗肿瘤治疗

前已述及，MBO 发生的根本原因是原发于肠道的肿瘤或胃癌、卵巢癌、宫颈癌等肿瘤腹腔转移。因此，当通过一定的方法使肠梗阻得到完全缓解或部分缓解后，经 ECOG－PS 评分、实验室检查、脏器功能评估、营养状态评估等达到了肿瘤治疗的要求，则肿瘤本身的后续治疗就显得尤为重要，如此方有可能延长患者生存。

MBO 抗肿瘤治疗方法通常包括手术、放疗及内科治疗，除直肠癌引起的肠梗阻可考虑原发部位放疗外，其他肿瘤导致的 MBO 一般不推荐放疗，手术在卵巢癌减瘤手术、结直肠癌原发肿瘤切除及胃癌腹膜腔转移手术中发挥着不可低估的作用。

近 20 年来，肿瘤内科在晚期实体肿瘤治疗方面取得了重大进展，如针对明确的致癌驱动基因（如经典突变、罕见突变）的分子靶向治疗、针对肿瘤新生血管的抗血管生成治疗与针对免疫检查点（如 PD－1、PD－L1、CT-LA4、TIGIT 等免疫靶点），以及抗体偶联细胞毒性药物（ADC 类药物）、脂质体包埋的细胞毒性药物（如脂质体阿霉素等）。在这些新的治疗方法中，传统的细胞毒性药物化疗仍是肿瘤内科治疗的基石，目前对于晚期实体肿瘤多采取以化疗为基础的联合治疗模式，如靶向治疗联合化疗、免疫靶向治疗联合化疗等。

MBO 内科抗肿瘤治疗包括化疗、分子靶向治疗、抗肿瘤血管生成治疗及免疫靶向治疗等，化疗给药途径有静脉、口服及腹腔灌注，化疗方案的选择需根据原发肿瘤组织学类型，药物及剂量、周期则需遵循 NCCN 指南或 ESMO 指南；对于 HER－2 过表达或扩增的晚期胃癌患者，可选择化疗联合抗 HER－2 的分子靶向治疗；对于晚期左半结肠癌、直肠癌伴 K/NRAS、BRAF 野生型的 MBO 患者，一线治疗可选择化疗联合西妥昔单抗的分子靶向治疗；若为 K/NRAS、BRAF 突变型的晚期结肠癌、直肠癌，一线治疗可选择化疗联合抗血管生成治疗。

通常而言，对于一般情况较好、ECOG－PS 评分＜2 分、实验室检查指标符合肿瘤内科治疗标准的 MBO 患者，可进行内科舒缓治疗，并同时给予全量 TPN 营养治疗。MD Anderson 单中心对 82 例 MBO 患者在全胃肠外营养条件下进行化疗[1]，10 例患者肠梗阻缓解，部分或全部恢复肠道功能，甚至经口进食；19 例患者影像学评估，化疗后肿瘤缩小。Yang 等[2]报道了 5－FU 联合 DDP 低剂量节拍化疗在胃癌腹膜播散转移所致无法手术的恶性肠梗阻患者中，具有良好的耐受性和较高的有效率。李永富等[3]对 19 例晚期上皮性卵巢癌伴恶性肠梗阻的患者采用化疗联合全肠外营养的治疗方法，结果显示，化疗联合 TPN 可明显延长晚期上皮性卵巢癌伴 MBO 患者总生存期。

腹腔热灌注化疗(hyperthermic intraperitoneal chemotherapy, HIPEC)在MBO综合治疗中具有一定的临床价值。一般而言，体外循环腹腔热灌注化疗有效药物浓度很低(通常液体量为4000～5000mL)，循环时间多为90min，可能对游离的肿瘤细胞有微弱的杀灭作用，但对腹腔种植性肿瘤细胞或种植性肿瘤结节的作用非常有限；相对于腹腔穿刺置入猪尾巴管进行药物灌注(灌注结束后立即封闭管口，药物可在腹膜腔中持续发挥作用)，HIPEC创伤大、成本高、对患者ECOG-PS评分要求高(通常≤3分)、患者依从性差，很难广泛推广。因此，对于腹腔灌注化疗，美国NCCN指南推荐的是直接腹腔灌注，而不是体外热循环灌注。

我们长期的临床实践证明，对于胃癌、结直肠癌、卵巢癌术后高危腹腔转移的患者，腹腔热灌注化疗有一定的预防作用；对于胃癌、结直肠癌、原发性肝癌、胰腺癌、胆管癌、卵巢癌等已经有腹水、肠梗阻形成，无论是不完全性MBO，还是完全性MBO，在充分胃肠减压以及中药通便、排气保留灌肠的情况下，在B超引导下通过腹腔间隙进行腹腔穿刺置管(猪尾巴12F、14F多孔管)。若有腹水，充分引流后灌注细胞毒性药物(主要为顺铂或奈达铂，每周期顺铂总量75mg/m²，奈达铂90mg/m²)与生物制剂(如白介素-2、溶瘤病毒、重组人肿瘤坏死因子、贝伐单抗、血管内皮抑素等)；若无腹水，则用40～41℃、1500～3000mL生理盐水稀释细胞毒性药物、生物制剂常温盐水50～100mL稀释进行腹腔灌注。通过以上处理，70%～80%的患者腹水可得到充分控制，MBO可得到完全缓解或部分缓解，为全身系统治疗及其他治疗创造了难得的机会。该方法虽然很古老，但操作方便、难度低、创伤小、成本低、患者依从性好，可在临床上广泛使用。

1 胃癌腹膜腔转移致MBO的综合治疗

有研究报道[4]，约20%的胃癌患者术前或术中诊断为腹膜转移，50%的T3、T4期患者于胃癌根治术后发生腹膜腔转移。胃癌腹膜腔转移患者的自然生存期<5个月，而积极治疗后患者的中位总生存期(median overall survival，mOS)为15.6个月，无腹膜转移患者的5年生存率达75%。[5-6]

研究显示[7]，系统化疗、手术、腹腔灌注化疗、腹腔热灌注化疗、放疗等多种治疗方法联合，可延长腹膜转移癌患者的生存期，改善患者的生活质量，降低腹膜肿瘤指数(peritoneal cancer index，PCI)。

1.1 手术联合其他治疗

胃癌腹膜转移防治中国专家共识[8]指出，对于胃癌腹膜转移引起的肠道狭窄而导致的MBO，可考虑结肠造口术或旁路术以缓解症状、改善营养，为化疗提供机会。Wu等[9]的研究结果显示，HIPEC、减瘤手术、系统化疗联合治疗胃癌腹膜转移具有一定的疗效。腹膜表面肿瘤国际协作组(Peritoneal Surface Oncology Group International，PSOGI)探索了一种新的胃癌腹膜转移治疗模式，包括肿瘤减灭术＋围手术期化疗（perioperative chemotherapy，POC）＋HIPEC 及腹腔灌注化疗等综合治疗方法，可治愈有治愈可能的腹膜转移性胃癌。研究显示[10]，肿瘤完全切除、新辅助腹腔化疗联合系统化疗（neoadjuvant intraperitoeal/ systemic chemotherapy，NIPS）治疗的病理反应、PCI 和细胞学状态是胃癌腹膜转移患者的独立预后因素，NIPS 治疗后 PCI 低于界值、NIPS 治疗后细胞学阴性、肿瘤对 NIPS 治疗有反应被认为综合治疗有效，具有这些特征的患者可考虑减瘤手术和 HIPEC。

刘书尚等[11]分析了 151 例合并广泛腹膜转移胃癌患者的临床资料，32 例患者接受减瘤手术，再进行以氟尿嘧啶为基础的辅助化疗（减瘤联合化疗组）；39 例患者仅接受减瘤手术（单纯减瘤组）；23 例患者于探查手术后进行以氟尿嘧啶为基础的辅助化疗（探查联合化疗组）；57 例患者仅接受探查手术（单纯探查组）。结果显示，4 组患者的 mOS 分别为 11.9 个月、7.1 个月、8.2 个月、5.4 个月，与单纯探查组相比，另外 3 组患者的 mOS 均有不同程度的延长，其中减瘤联合化疗组患者的 mOS 最长。

复旦大学附属华山医院报道了 3108 例胃癌腹腔镜下切除术或探查术发现的 47 例局部腹膜转移胃癌患者[12]，29 例患者接受舒缓性胃及腹膜转移灶切除（手术组），18 例患者未进行手术治疗（未手术组），结果显示，手术组患者的生存时间长于未手术组患者，而手术组患者的并发症发生率高于未手术组。

Kim 等[13]对 38 例胃癌腹膜转移患者进行减瘤手术

联合 HIPEC 治疗，其中 21 例患者肿瘤完全切除，PCI 为 0～39 分，平均 PCI 为 15 分，术后并发症发生率为 42.1%，死亡率为 5.7%，mOS 为 19 个月；肿瘤完全切除的患者 mOS 为 26 个月，肿瘤未能完全切除的患者 mOS 为 16 个月。

1.2　系统治疗

多数腹膜转移性胃癌无论是否发生 MBO，其治疗均以系统化疗为基础。NCCN 指南是目前全球最权威的肿瘤治疗指南，故本晚期胃癌系统治疗方案引自 2022 年第 4 版 NCCN 指南。该指南指出，对于 HER－2 扩增阳性的晚期胃癌，可选择化疗(5－FU/Cape＋Oxa/DDP)联合曲妥珠单抗。

近年来，有相关系统治疗胃癌腹膜腔转移的报道，均显示出一定的疗效。2013 年，Shitara 等[14]报道了氟尿嘧啶类(包括 S－1 或卡培他滨)联合顺铂治疗 120 例胃癌腹膜转移的疗效，其中 50 例患者合并腹腔积液(11 例患者合并大量腹腔积液，39 例患者合并少量或中等量腹腔积液)。治疗后，合并大量腹腔积液患者的 mPFS 和 mOS 分别为 3.7 个月和 9.5 个月，合并少量或中等量腹腔积液患者的 mPFS 和 mOS 分别为 5.8 个月和 13.5 个月，无腹腔积液患者的 mPFS 和 mOS 分别为 6.9 个月和 18.1 个月。同年，Shirao 等[15]报道了一项研究结果，其研究纳入了 237 例胃癌腹膜转移患者，比较了序贯甲氨蝶呤(methotrexate，MTX)联合 5－FU(联合组)与单纯 5－FU(单药组)持续输注的疗效，其中联合组患者采用

MTX $100mg/m^2$ ＋5－FU $600mg/m^2$ 治疗，每周1次；单药组患者采用每日5－FU $800mg/m^2$ 持续输注，d1～5，每4周重复，直至疾病进展。结果显示，2组患者的生存期比较，差异无统计学意义，表明MTX联合5－FU的疗效不优于单药5－FU。

Nakayama等[16]总结了44例腹膜转移胃癌患者的临床资料，25例患者接受S－1单药治疗，19例患者接受S－1联合顺铂治疗，2年生存率分别为52.0％和52.6％，mOS分别为28.2个月和24.0个月，中位无进展生存期(median progression－free survival，mPFS)分别为15.6个月和18.8个月，差异均无统计学意义。

Masuishi等[17]报道了应用奥沙利铂＋亚叶酸钙＋氟尿嘧啶(mFOLFOX)一线治疗胃癌广泛腹膜转移的疗效，结果显示，患者的mPFS为7.5个月，mOS为13.2个月，大部分患者治疗后腹腔积液减少，进食改善。Hara等[18]报道了5－氟尿嘧啶(5－FU)、亚叶酸钙一线治疗合并大量腹腔积液及进食困难的30例晚期胃癌患者的疗效，26例患者不能进食，12例患者合并大量腹腔积液，应用5－FU、亚叶酸钙治疗后患者的mPFS为2.4个月，mOS为6.0个月，治疗后饮食改善率为27％，腹腔积液改善率为39％。该研究提示，对于MBO合并腹腔积液的晚期胃癌患者采取系统化疗有一定的临床获益。

Ohnuma等[19]回顾性分析了多西他赛、顺铂、S－1三药联合一线治疗胃癌的疗效。该研究纳入了111例胃癌患者，其中无腹膜转移患者74例，腹膜转移且无腹腔积液或合并少中量腹腔积液患者22例，腹膜转移合并大量腹腔积液患者 15 例，化疗后以上 3 组患者的 mOS 分别为 22.6 个月、21.7 个月、16.8 个月，10 例腹膜转移患者降期后接受手术治疗，显示出系统化疗对胃癌腹膜腔转移的临床价值。

表 1　晚期胃癌系统一线治疗方案

一线治疗	方案	用法用量
首选一线方案	(1) 5 - FU + Oxaliplatin(A)	Oxaliplatin：85 mg/m^2，静脉滴注，d1 LV：400 mg/m^2，静脉滴注，d1 5 - FU：400 mg/m^2，静脉推注，d1 5 - FU：2400 mg/m^2，持续静脉滴注，46～48h 14d 为 1 周期
	(2) 5 - FU + Oxaliplatin(B)	Oxaliplatin：85 mg/m^2，静脉滴注，d1 LV：200 mg/m^2，静脉滴注，d1 5 - FU：2600 mg/m^2，持续静脉滴注，46～48h 14d 为 1 周期
	(3) Capecitabine + Oxaliplatin(A)	Capecitabine：1000 mg/m^2，口服，每日 2 次，d1～14 Oxaliplatin：130mg/m^2，静脉滴注，d1 21d 为 1 周期
	(4) Capecitabine + Oxaliplatin(B)	Capecitabine：625mg/m^2，口服，每日 2 次，d1～14 Oxaliplatin：85 mg/m^2，静脉滴注，d1 21d 为 1 周期

表 1(续)

一线治疗	方案	用法用量
首选一线方案	(5)5-FU+DDP(A)	Cisplatin：75～100 mg/m^2，静脉滴注，d1 5-FU：750～1000 mg/m^2，持续静脉滴注 24h，每日 1 次，d1～4 28d 为 1 周期
	(6)5-FU+DDP(B)	Cisplatin：50 mg/m^2，静脉滴注，d1 LV：200 mg/m^2，静脉滴注，d1 5-FU：2000 mg/m^2，持续静脉滴注 24h，d1 14d 为 1 周期
	(7)Cisplatin+Capecitabine	Cisplatin：80 mg/m^2，静脉滴注，d1 Capecitabine：1000 mg/m^2，口服，每日 2 次，d1～14 21d 为 1 周期
	(8)CapeOxa+Nivolumab	Nivolumab：360 mg/m^2，静脉滴注，d1(PD-L1 CPS≥5) Capecitabine：1000 mg/m^2，口服，每日 2 次，d1～14 Oxaliplatin：130 mg/m^2，静脉滴注，d1 21d 为 1 周期
	(9)FOLFOX+Nivolumab	Nivolumab：240 mg/m^2，静脉滴注，d1(PD-L1 CPS≥5) Oxaliplatin：85 mg/m^2，静脉滴注，d1 LV：400 mg/m^2，静脉滴注，d1 5-FU：400 mg/m^2，静脉注射，d1 5-FU：2000 mg/m^2，持续静脉滴注 24h，d1 14d 为 1 周期

表1(续)

一线治疗	方案	用法用量
	(1)5－FU＋Irinotecan	Irinotecan：180 mg/m²，静脉滴注，d1 LV：400 mg/m²，静脉滴注，d1 5－FU：400 mg/m²，静脉推注，d1 5－FU：2400 mg/m²，持续静脉滴注46～48h 14d为1周期
	(2)Paclitaxel＋DDP	Irinotecan：80 mg/m²，静脉滴注，d1 LV：500 mg/m²，静脉滴注，d1 5－FU：400 mg/m²，静脉推注，d1 5－FU：2000 mg/m²，持续静脉滴注24h，d1 每周1次，连续6周，停2周重复，8周为1周期
其他一线方案		Paclitaxel：135～200 mg/m²，静脉滴注，d1 Cisplatin：75 mg/m²，静脉滴注，d2 21d为1周期 Paclitaxel：90 mg/m²，静脉滴注，d1 Cisplatin：50 mg/m²，静脉滴注，d1 2周为1周期
	(3)Paclitaxel＋CBP	Paclitaxel：200 mg/m²，静脉滴注，d1 Carboplatin：AUC 5，静脉滴注，d1 21d为1周期
	(4)Paclitaxel(单药)	Paclitaxel：135～250 mg/m²，静脉滴注，d1 21d为1周期
	(5)Paclitaxel(单药)	Paclitaxel：80 mg/m²，静脉滴注，每周1次 28d为1周期

表 1(续)

一线治疗	方案	用法用量
	(6)Docetaxel+DDP	Docetaxel：70～85 mg/m²，静脉滴注，d1 Cisplatin：70～75 mg/m²，静脉滴注，d1 21d 为 1 周期
	(7)Docetaxel(单药)	Docetaxel：75～100 mg/m²，静脉滴注，d1 21d 为 1 周期
	(8)5-FU/LV	LV：400 mg/m²，静脉滴注，d1 5-FU：400 mg/m²，静脉推注，d1 5-FU：2400 mg/m²，持续静脉滴注 46～48h 14d 为 1 周期
其他一线方案	(9)5-FU(单药)	5-FU：800 mg/m²，持续静脉滴注 24h，每日 1 次，d1～5 28d 为 1 周期
	(10)Capecitabine(单药)	Capecitabine：1000～1250 mg/m²，口服，每日 2 次，d1～14 21d 为 1 周期
	(11)Docetaxel+DDP+5-FU	Docetaxel：40 mg/m²，静脉滴注，d1 LV：400 mg/m²，静脉滴注，d1 5-FU：400 mg/m²，静脉推注，d1 5-FU：2000 mg/m²，持续静脉滴注 46～48h Cisplatin：40 mg/m²，静脉滴注，d3 14d 为 1 周期

表 1(续)

一线治疗	方案	用法用量
其他一线方案	(12)Docetaxel＋Oxa＋5－FU	Docetaxel：50 mg/m^2，静脉滴注，d1 Oxaliplatin：85 mg/m^2，静脉滴注，d1 5－FU：2400 mg/m^2，持续静脉滴注 46～48h 14d 为 1 周期
	(13)Docetaxel＋CBP＋5－FU	Docetaxel：75mg/m^2，静脉滴注，d1 Carboplatin：AUC 6，静脉滴注，d2 5－FU：1200 mg/m^2，持续静脉滴注 24h，每日 1 次，d1～3 21d 为 1 周期
	(14)Trastuzumab 联合 Pembrolizumab	Pembrolizumab、5－FU＋Oxa 或 DDP，仅用于 HER－2 过表达的腺癌 Trastuzumab：8 mg/kg，静脉滴注，第 1 周期第 1d，然后 6mg/kg，静脉滴注，21d 为 1 周期或：6mg/kg，静脉滴注，第 1 周期第 1d，然后 4mg/kg，静脉滴注，14d 为 1 周期 Pembrolizumab：200 mg，静脉滴注，d1，每 3 周 1 次或：400 mg，静脉滴注，d1，每 6 周 1 次
	(15)5－FU＋Oxa(A)	Oxaliplatin：85 mg/m^2，静脉滴注，d1 LV：400 mg/m^2，静脉滴注，d1 5－FU：400 mg/m^2，静脉推注，d1 5－FU：2400 mg/m^2，持续静脉滴注 46～48h 14d 为 1 周期

表 1(续)

一线治疗	方案	用法用量
	(16) 5 - FU + Oxa (B)	Oxaliplatin：85 mg/m²，静脉滴注，d1 LV：200 mg/m²，静脉滴注，d1 5 - FU：2600mg/m²，持续静脉滴注 46～48h 14d 为 1 周期
	(17) Cape + Oxa(A)	Capecitabine：1000mg/m²，口服，每日 2 次，d1～14 Oxaliplatin：130 mg/m²，静脉滴注，d1 21d 为 1 周期
	(18) Cape + Oxa(B)	Capecitabine：625mg/m²，口服，每日 2 次，d1～14 Oxaliplatin：85 mg/m²，静脉滴注，d1 21d 为 1 周期
其他一线方案	(19) 5 - FU + DDP (A)	DDP：75～100 mg/m²，静脉滴注，d1 5 - FU：750～1000mg/m²，持续静脉滴注 24h，每日 1 次，d1～4 28d 为 1 周期
	(20) 5 - FU + DDP (B)	DDP：50 mg/m²，静脉滴注，d1 LV：200 mg/m²，静脉滴注，d1 5 - FU：2000mg/m²，持续静脉滴注 24h，d1 14d 为 1 周期
	(21) Cape + DDP	DDP：80 mg/m²，静脉滴注，d1 Capecitabine：1000mg/m²，口服，每日 2 次，d1～14 21d 为 1 周期

表 2　晚期胃癌系统二线治疗方案

二线治疗	方案	用法用量
优选方案	(1)雷莫芦单抗+Paclitaxel	Ramucirumab：8 mg/kg，静脉滴注，d1、d15 Paclitaxel：80 mg/m²，静脉滴注，d1、d8、d15 28d 为 1 周期
	(2)Fam - trastuzumab deruxtecan（安赫妥，ADC 类药物）	6.4 mg/kg，静脉滴注，d1 21d 为 1 周期
	(3)Docetaxel(单药)	Docetaxel：75～100 mg/m²，静脉滴注，d1 21d 为 1 周期
	(4)Paclitaxel(单药)	Paclitaxel：135～250 mg/m²，静脉滴注，d1 21d 为 1 周期 Paclitaxel：80 mg/m²，静脉滴注，每周 1 次 28d 为 1 周期 Paclitaxel：80 mg/m²，静脉滴注，d1、d8、d15 28d 为 1 周期
	(5)Irinotecan(单药)	Irinotecan：250～350 mg/m²，静脉滴注，d1 21d 为 1 周期 Irinotecan：150～180 mg/m²，静脉滴注，d1 14d 为 1 周期 Irinotecan：125 mg/m²，静脉滴注，d1、d8 21d 为 1 周期

表 2(续)

二线治疗	方案	用法用量
优选方案	(6)5－FU＋ Irinotecan	Irinotecan：180 mg/m^2，静脉滴注，d1 LV：400 mg/m^2，静脉滴注，d1 5－FU：400 mg/m^2，静脉推注，d1 5－FU：2400 mg/m^2，持续静脉滴注 46～48h 14d 为 1 为周期
	(7)曲氟尿苷替匹嘧啶(TAS102)	35mg/m^2，至最大剂量 80mg，口服，每日 2 次，d1～5、d8～12 28d 为 1 周期
其他方案	(1)雷莫芦单抗	Ramucirumab：8 mg/kg，静脉滴注，d1 14d 为 1 周期
	(2)Irinotecan＋DDP	Irinotecan：65 mg/m^2，静脉滴注，d1、d8 Cisplatin：25～30 mg/m^2，静脉滴注，d1、d8 21d 为 1 周期
	(3)5－FU＋Irinotecan＋Ramucirumab	Ramucirumab：8 mg/kg，静脉滴注，d1 Irinotecan：180 mg/m^2，静脉滴注，d1 LV：400 mg/m^2，静脉滴注，d1 5－FU：400 mg/m^2，静脉推注，d1 5－FU：2400 mg/m^2，持续静脉滴注 46～48h 14d 为 1 周期
	(4)Irinotecan＋Ramucirumab	Ramucirumab：8 mg/kg，静脉滴注，d1 Irinotecan：150 mg/m^2，静脉滴注，d1 14d 为 1 周期

表 2(续)

二线治疗	方案	用法用量
其他方案	(5)Docetaxel＋irinotecan	Docetaxel：35 mg/m^2，静脉滴注，d1、d8 Irinotecan：50 mg/m^2，静脉滴注，d1、d8 21d 为 1 周期
在特定情况下	(1)Entrectinib(恩曲替尼)、Larotrectinib(拉罗替尼)：NTRK 基因融合阳性	Entrectinib：600 mg，口服，每日 1 次 Larotrectinib：100 mg ，口服，每日 1 次
	(2) Pembrolizumab：MSI - H/dMMR，或 TMB≥10	Pembrolizumab：200 mg，静脉滴注，d1 21d 为 1 周期 Pembrolizumab：400 mg，静脉滴注，d1 42d 为 1 周期
	(3) Dostarlimab (多塔利单抗)：MSI - H/dMMR	Dostarlimab：500 mg，静脉滴注，21d 为 1 周期。4 个周期后 1000 mg，42d 为 1 周期

1.3 腹腔(热)灌注化疗

紫杉醇对不可切除和晚期胃癌均具有较好的治疗疗效，腹腔灌注紫杉醇可使药物在腹腔内长时间保持较高浓度。

Yamaguchi 等[20]开展了一项Ⅱ期临床研究，应用紫杉醇联合静脉和腹腔紫杉醇化疗治疗 35 例胃癌腹膜转移患者，紫杉醇 50mg/m^2 静脉输注，20mg/m^2 腹腔灌注，d1、d8，S－1 每日 80mg/m^2，d1～14，3 周为 1 个周期，中位化疗周期为 11 个。结果显示，患者 1 年生存率为 77.1%，68% 的患者恶性腹腔积液减少或消失。Yonemura 等[21]采用 NIPS 治疗 96 例胃癌腹膜转移患者，NIPS 治疗前后均进行腹腔灌洗液细胞学检查，化疗方案为 S－1 每日 60mg/m^2，d1～21，休息 1 周；紫杉醇 30mg/m^2＋顺铂 30mg/m^2，腹腔灌注，d1、d8、d15，28d 为 1 个周期。治疗 2 个周期后，82 例患者进行胃切除＋D2 淋巴结清扫＋腹膜切除术，其中 68 例患者治疗有效，PCI≤6 分的患者手术治疗更有效。

Kitayama 等[22]应用 S－1 联合静脉和腹腔紫杉醇化疗治疗 100 例胃癌腹膜转移患者，S－1 每日 80mg/m^2，d1～14；紫杉醇 50mg/m^2，静脉输注，同时 20mg/m^2 腹腔灌注，3 周为 1 个疗程。结果显示，患者 mOS 为 23.6 个月，1 年生存率为 80%。Kanazawa 等[23]对 28 例胃癌切除术后患者采用 S－1 序贯多西他赛腹腔灌注化疗，根据术后腹腔灌洗细胞学检查结果(CY)和有无局部腹膜转移结节(P)，将患者分为 CY1－P0 组、CY0－P1 组、CY1－P1 组，术后口服 S－1 治疗 3 周，于第 29d、第 43d 序贯多西他赛 35mg/m^2 腹腔灌注，每 8 周为 1 个疗程。结果显示，CY1－P0 组和 CY0－P1 组患者的 mOS 分别为 34.5 个月和 34.3 个月，均长于 CY1－P1 组患者的 19.3 个月。该研究中患者的生存期优于既往报道，说明 S－1 序贯多西他赛腹腔灌注可作为胃癌腹膜转移的有效治疗方案。Ishigami 等[24]开展了一项Ⅱ期临床试验，对 21 例胃癌腹膜转移患者应用紫杉醇 50mg/m^2 静脉输注，同时 20mg/m^2 腹腔灌注，d1、d8，同时口服 S－1，中位治疗 8 个疗程，患者 1 年生存率为 80%，mOS 为 23.6 个月。

Chan 等[25]对 22 例不可切除或复发性腹膜转移或腹腔灌洗液细胞阳性的胃癌患者进行紫杉醇腹腔灌注联合奥沙利铂和卡培他滨(XELOX)治疗，中位治疗周期数为 7.5 个。结果显示，患者 mOS 为 18.8 个月，1 年生存率为 72.2%；64.7%的腹腔灌洗细胞阳性患者转阴性，6 例患者接受手术治疗(4 例 R0 手术，2 例 R1 手术)，手术患者的 mOS 为 21.6 个月。Cho 等[26]开展了一项Ⅰ/Ⅱ期临床试验，应用多西他赛腹腔灌注联合卡培他滨和顺铂(XP)系统化疗治疗腹膜转移性胃癌，卡培他滨 937.5mg/m^2，每日 2 次，口服，d1～14；顺铂 60mg/m^2，静脉输注，d1；Ⅰ期临床试验中多西他赛设定了 60mg/m^2、80mg/m^2、100mg/m^2 3 个不同剂量水平进行腹腔灌注，d1，3 周为 1 个周期。Ⅱ期临床试验中多西他赛剂量定为 100mg/m^2，d1，3 周为 1 个周期。该研究共纳入 39 例患者，mPFS 为 11 个月，mOS 为 15.1 个月，最常见的 3～4 级不良反应是粒细胞减少(38.6%)和腹痛(30.8%)，腹痛的发生率随多西他赛累积剂量增加而增加，多数在后期灌注时做了剂量调整。

Bae 等[27]建立了裸鼠胃癌腹膜转移模型，采用多西他赛联合共轭亚油酸耦合洛铂 F－127(plu－CLA)与多西他赛腹腔注射进行治疗。结果显示，多西他赛联合 plu－CLA 组裸鼠腹膜肿瘤缩小，腹腔积液量减少，生存期更长。该研究认为，多西他赛联合洛铂腹腔灌注对胃癌腹膜转移具有潜在的治疗价值。

白蛋白结合型紫杉醇(nab - paclitaxel，Nab - PTX)是白蛋白结合紫杉醇的纳米颗粒。Kinoshita 等[28]比较了 Nab - PTX 与常规溶剂型紫杉醇(solventbased paclitaxel，Sb - PTX)静脉或腹腔化疗治疗胃癌腹膜转移的疗效，以胃癌细胞株 OCUM - 2MD3 建立小鼠皮下及腹膜转移模型，对比 Nab - PTX 与 Sb - PTX 对肿瘤的控制作用。结果发现，Nab - PTX 组较 Sb - PTX 组小鼠皮下肿瘤较小，腹腔积液、腹膜转移负荷均较少，生存期更长，表明 Nab - PTX 可能成为一种有效治疗胃癌腹膜转移的紫杉类药物。

朱正纲等[29]报道了 96 例 T3、T4 期无腹膜转移的胃癌患者，42 例患者术后行 HIPEC(HIPEC 组)，54 例患者进行单纯手术治疗(单纯手术组)，HIPEC 组中化疗药物为顺铂 50mg/L＋丝裂霉素 5mg/L，灌注量为 5～6L，灌注温度为(43.0±1.0)℃。结果显示，HIPEC 组患者的生存情况优于单纯手术组，HIPEC 组患者的 1 年、2 年、4 年生存率分别为 85.7％、81.0％、63.9％，单纯手术组患者的 1 年、2 年、4 年生存率分别为 77.3％、61.0％、50.8％；HIPEC 组患者术后腹膜复发率为 10.3％，低于单纯手术组患者的 34.7％。Fujimoto 等[30]开展了一项随机对照研究，将 141 例浆膜浸润性胃癌术后患者随机分为 2 组，对照组患者 70 例，术后仅进行观察；研究组患者 71 例，术后接受 HIPEC 治疗，灌注药物采用丝裂霉素 10μg/mL，灌注量为 3～4L，灌注温度为43～44℃。结果显示，与对照组比较，研究组患者的腹膜复发率显著降低，且研究组患者的2年、4年、8年生存率分别为88%、76%、62%，均高于对照组患者的77%、58%、49%。Ji等[31]分析了胃癌腹膜转移患者的治疗疗效，其中联合治疗组患者接受肿瘤减灭术联合HIPEC治疗，对照组患者仅接受肿瘤减灭术治疗。结果显示，对照组患者的mOS为7.9个月，联合治疗组患者的mOS为13.3个月；2组患者的不良反应发生情况比较，差异无统计学意义；联合治疗组患者的1年、2年、5年生存率分别为50.0%、35.8%、13.0%。

Wu等[32]报道了26例胃癌腹膜转移患者接受HIPEC、减瘤手术、系统化疗的疗效，其中11例患者接受HIPEC同期减瘤手术，15例患者系统化疗后接受分期减瘤手术，灌注250mL温盐水，系统化疗采用S-1+奥沙利铂方案者的mOS分别为25.0个月和28.2个月，差异无统计学意义，且接受分期减瘤手术的患者依从性高于接受同期减瘤手术的患者。Yonemura等[33]比较了新辅助腹腔镜下热灌注化疗(neoadjuvant laparoscopic hyperthermic intraperitoneal chemotherapy, NL-HIPEC)与NIPS治疗胃癌腹膜转移的疗效，共纳入53例患者，腹腔镜评估PCI后随机将患者分为A组(NL-HIPEC治疗2个周期)和B组(NLHIPEC治疗1次后NIPS治疗3个周期)，用药为多西他赛30mg/m^2+顺铂30mg/m^2，灌注液量为3L，灌注温度为42.5～43℃，随后腹腔镜下行肿瘤减灭术并重新评估PCI。结果显示，治疗后A组与B组患者的PCI均显著下降。

2 不可切除的转移性结直肠癌系统治疗

表3 初始不可切除的转移性结直肠癌系统治疗方案

方案	用法用量
(1)mFOLFOX 6	Oxaliplatin：85 mg/m^2，静脉滴注，d1 LV：400 mg/m^2，静脉滴注，d1 5-FU：400 mg/m^2，静脉推注，d1 5-FU：2400 mg/ m^2，持续静脉滴注 46～48h 2周为1周期
(2)mFOLFOX 7	Oxaliplatin：85 mg/m^2，静脉滴注，d1 LV：400 mg/m^2，静脉滴注，d1 5-FU：2400 mg/ m^2，持续静脉滴注 46～48h 2周为1周期
(3)FOLFOX+Bevacizumab	Bevacizumab：5 mg/kg，静脉滴注，d1 2周为1周期
(4)FOLFOX+Panitumumab (KRAS/NRAS/BRAF 野生型，左半结肠癌)	Panitumumab：6 mg/kg，静脉滴注，d1 2周为1周期
(5) FOLFOX+Cetuximab (KRAS/NRAS/BRAF 野生型，左半结肠癌)	Cetuximab：首次 400 mg/m^2，静脉滴注；其后 250 mg/m^2，静脉滴注，每周1次或：500mg/m^2，静脉滴注，每2周1次(首选)

表 3(续)

方案	用法用量
(6)CAPEOX	Oxaliplatin：130 mg/m^2，静脉滴注，d1 Capecitabine：1000mg/m^2，口服，每日2次，d1～14 3 周为 1 周期
(7)CAPEOX＋Bevacizumab	Oxaliplatin：130 mg/m^2，静脉滴注，d1 Capecitabine：1000mg/m^2，口服，每日 2 次，d1～14 Bevacizumab：7.5 mg/kg，静脉滴注，d1 3 周为 1 周期
(8)FOLFIRI	Irinotecan：180 mg/m^2，静脉滴注，d1 LV：400 mg/m^2，静脉滴注，d1 5－FU：400 mg/m^2，静脉推注，d1 5－FU：2400 mg/ m^2，持续静脉滴注 46～48h 2 周为 1 周期
(9)FOLFIRI＋bevacizumab	Bevacizumab：5 mg/kg，静脉滴注，d1 2 周为 1 周期
(10)FOLFIRI＋cetuximab (KRAS/NRAS/BRAF 野生型，左半结肠癌)	Cetuximab：首次 400 mg/m^2，静脉滴注；其后 250 mg/m^2，静脉滴注，每周 1 次或：500mg/m^2，静脉滴注，每 2 周 1 次(首选)

表 3(续)

方案	用法用量
(11)FOLFIRI+Panitumumab(KRAS/NRAS/BRAF 野生型，左半结肠癌)	Panitumumab：6mg/kg，静脉滴注，d1 2 周为 1 周期
(12) FOLFIRI + Ziv - Aflibercept	Ziv - aflibercept：4 mg/kg，静脉滴注，d1 2 周为 1 周期
(13)FOLFIRI+Ramucirumab	Ramucirumab：8 mg/kg，静脉滴注，d1 2 周为 1 周期
(14)FOLFIRINOX	Oxaliplatin：85 mg/m^2，静脉滴注，d1 Irinotecan：180 mg/m^2，静脉滴注，d1 LV：400 mg/m^2，静脉滴注，d1 5 - FU：400 mg/m^2，静脉推注，d1 5 - FU：2400 mg/ m^2，持续静脉滴注 46～48h 2 周为 1 周期
(15)Modified FOLFIRINOX	Oxaliplatin：85 mg/m^2，静脉滴注，d1 Irinotecan：150 mg/m^2，静脉滴注，d1 LV：400 mg/m^2，静脉滴注，d1 5 - FU：400 mg/m^2，静脉推注，d1 5 - FU：2400 mg/ m^2，持续静脉滴注 46～48h 2 周为 1 周期
(16) FOLFIRINOX 或 mFOLFIRINOX + Bevacizumab	Bevacizumab：5 mg/kg，静脉滴注，d1 2 周为 1 周期

表 3(续)

方案	用法用量
(17) FOLFIRINOX 或 mFOLFIRINOX + Cetuximab (KRAS/NRAS/BRAF 野生型，左半结肠癌)	Cetuximab：500mg/m²，静脉滴注，每 2 周 1 次(首选)或：首次 400 mg/m²，静脉滴注；其后 250 mg/m²，静脉滴注，每周 1 次
(18) FOLFIRINOX 或 mFOLFIRINOX + Panitumumab (KRAS/NRAS/BRAF 野生型，左半结肠癌)	Panitumumab：6mg/kg，静脉滴注，d1 2 周为 1 周期
(19)IROX	Oxaliplatin：85 mg/m²，静脉滴注，d1 Irinotecan：200 mg/m²，静脉滴注，d1 3 周为 1 周期
(20)IROX+Bevacizumab	Bevacizumab：7.5 mg/kg，静脉滴注，d1 3 周为 1 周期
(21)5-FU/LV(1)	LV：500 mg/m²，静脉滴注，d1、d8、d15、d22、d29、d36 5-FU：500 mg/m²，静脉推注，d1、d8、d15、d22、d29、d36 8 周为 1 周期
(22)5-FU/LV(2)	LV：400 mg/m²，静脉滴注，d1 5-FU：400 mg/m²，静脉推注，d1 5-FU：2400 mg/ m²，持续静脉滴注 46～48h 2 周为 1 周期

表 3(续)

方案	用法用量
(23)5-FU/LV(3)	LV：20 mg/m^2，静脉滴注，d1 5-FU：500 mg/m^2，静脉推注，d1 每周 1 次 或 LV：500 mg/m^2，静脉滴注，d1 5-FU：2600 mg/ m^2，持续静脉滴注 24h 每周 1 次
(24)5-FU+Bevacizumab	Bevacizumab：5mg/kg，静脉滴注，d1，每 2 周 1 次
(25)Capecitabine	Capecitabine：850～1250 mg/m^2，口服，每日 2 次，d1～14 3 周为 1 周期
(26)Capecitabine+Bevacizumab	Bevacizumab：7.5mg/kg，静脉滴注，d1 3 周为 1 周期
(27)Irinotecan(1)	Irinotecan：125 mg/m^2，静脉滴注，d1、d8 3 周为 1 周期
(28)Irinotecan(2)	Irinotecan：180 mg/m^2，静脉滴注，d1 2 周为 1 周期
(29)Irinotecan(3)	Irinotecan：300～350 mg/m^2，静脉滴注，d1 3 周为 1 周期
(30)Irinotecan+Cetuximab(KRAS/NRAS/BRAF 野生型，左半结肠癌)	Cetuximab：首次 400 mg/m^2，静脉滴注；其后 250 mg/m^2，静脉滴注，每周 1 次或 500mg/m^2，静脉滴注，每 2 周 1 次(首选)

表 3(续)

方案	用法用量
(31) Irinotecan + Panitumumab (KRAS/NRAS/BRAF 野生型，左半结肠癌)	Panitumumab：6 mg/kg，静脉滴注，每 2 周 1 次
(32) Irinotecan+Bevacizumab (1)	Irinotecan：180 mg/m^2，静脉滴注，d1 Bevacizumab：5 mg/kg，静脉滴注，d1 每 2 周 1 次
(33) Irinotecan+Bevacizumab (2)	Irinotecan：300～350 mg/m^2，静脉滴注，d1 Bevacizumab：7.5mg/kg，静脉滴注，d1 每 3 周 1 次
(34) Irinotecan + Ramucirumab	Ramucirumab：8mg/kg，静脉滴注，每 2 周 1 次
(35) Irinotecan+Ziv - aflibercept	Irinotecan：180 mg/m^2，静脉滴注，d1 Ziv - aflibercept：4mg/kg，静脉滴注，d1 每 2 周 1 次
(36) Cetuximab (KRAS/NRAS/BRAF 野生型，左半结肠癌)	Cetuximab：首次 400 mg/m^2，静脉滴注；其后 250 mg/m^2，静脉滴注，每周 1 次或 500mg/m^2，静脉滴注，每 2 周 1 次(首选)
(37) Panitumumab (KRAS/NRAS/BRAF 野生型，左半结肠癌)	Panitumumab：6mg/kg，静脉滴注，每 2 周 1 次

表 3(续)

方案	用法用量
(38)Regorafenib	Regorafenib：160 mg，口服，每日 1 次，d1～21 或 80mg，口服，每日 1 次，d1～7；其后 120 mg，口服，每日 1 次，d8～14；其后 160 mg，口服，每日 1 次，d15～21。后续 160 mg，口服，每日 1 次，d1～21
(39)曲氟尿苷替匹嘧啶(TAS102)± Bevacizumab	TAS102：35mg/m²，最大剂量为每次 80mg，口服，d1～5，d8～12 Bevacizumab：5mg/kg，静脉滴注，d1、d15 每 4 周为 1 周期
(40)Pembrolizumab（仅 dMMR/MSI－H)	Pembrolizumab：2 mg/kg，静脉滴注，每 3 周 1 次或 200 mg，静脉滴注，每 3 周 1 次；400 mg，静脉滴注，每 6 周 1 次
(41)Nivolumab(仅 dMMR/MSI－H)	Nivolumab：3 mg/kg，静脉滴注，每 2 周 1 次或 240 mg，静脉滴注，每 2 周 1 次；480 mg，静脉滴注，每 4 周 1 次
(42)Nivolumab＋Ipilimumab(仅 dMMR/MSI－H)	Nivolumab：3 mg/kg，静脉滴注 Ipilimumab：1 mg/kg，静脉滴注，每 3 周为 1 个周期， 4 个周期后 Nivolumab：3 mg/kg，静脉滴注，或 240 mg，静脉滴注，每 2 周为 1 周期或 480 mg，静脉滴注，每 4 周为 1 周期

表3(续)

方案	用法用量
(43)Dostarlimab-gxly(仅dMMR/MSI-H)	Dostarlimab-gxly：500 mg，静脉滴注，每3周为1周期，4周期后1000 mg，静脉滴注，每6周为1周期
(44)Trastuzumab+Pertuzumab(HER2扩增，RAS、BRAF野生型)	Trastuzumab：8mg/kg，静脉滴注，第1周期d1；其后6 mg/kg，静脉滴注，每3周为1周期 Pertuzumab：840 mg，静脉滴注，第1周期d1；其后420 mg，静脉滴注，每3周为1周期
(45)Trastuzumab+Lapatinib(HER2扩增，RAS、BRAF野生型)	Trastuzumab：4mg/kg，静脉滴注，第1周期d1；其后2 mg/kg，静脉滴注，每周1次 Lapatinib：1000 mg，口服，每日1次
(46)Fam-trastuzumab deruxtecan-nxki	Fam-trastuzumab deruxtecan-nxki：6.4 mg/kg，静脉滴注，d1 3周为1周期
(47)Encorafenib+Cetuximab(BRAF V600E突变阳性)	Encorafenib：300 mg，口服，每日1次 Cetuximab：首次400 mg/m^2，其后250 mg/m^2，每周1次
(48)Encorafenib+panitumumab(BRAF V600E突变阳性)	Encorafenib：300 mg，口服，每日1次 Panitumumab：6mg/kg，静脉滴注，d1 2周为1周期
(49)Larotrectinib(NTRK基因融合阳性)	Larotrectinib：100 mg，口服，每日2次

表 3(续)

方案	用法用量
(50)Entrectinib(NTRK 基因融合阳性)	Entrectinib：600 mg，口服，每日1次

3 上皮性浆液性卵巢癌初始系统治疗

表 4 Ⅱ～Ⅳ期上皮性浆液性卵巢癌初始系统治疗(低级别、高级别浆液性癌)(2022 年第 1 版 NCCN)

	方案	用法用量
首选方案	(1)紫杉醇/卡铂(3周方案)	紫杉醇：175mg/m²，静脉滴注，d1 卡铂：AUC 5～6，静脉滴注，d1 每 3 周为 1 周期，3～6 个周期
	(2)紫杉醇/卡铂/贝伐珠单抗＋贝伐珠单抗维持(ICON-7)	紫杉醇：175mg/m²，静脉滴注，d1 卡铂：AUC 5～6，静脉滴注，d1 贝伐珠单抗：7.5mg/kg，静脉滴注，d1 每 3 周为 1 周期，5～6 个周期后，贝伐珠单抗维持治疗 12 次
	(3)紫杉醇/卡铂/贝伐珠单抗＋贝伐珠单抗维持(GOG-218)	紫杉醇：175mg/m²，静脉滴注，d1 卡铂：AUC 6，静脉滴注，d1 贝伐珠单抗：7.5mg/kg，静脉滴注，d1 每 3 周为 1 周期，6 个周期；第 2 个周期第 1d 贝伐珠单抗 15mg/kg，静脉滴注，每 3 周为 1 周期，共用 22 个周期

表 4(续)

	方案组成	用法用量
其他推荐方案	(1)紫杉醇/卡铂(周方案)(用于一般情况较差的患者)	紫杉醇：60mg/m^2，静脉滴注 卡铂：AUC 2，静脉滴注 每周 1 次，连用 18 周
	(2)多烯紫杉醇/卡铂	多烯紫杉醇：60～75mg/m^2，静脉滴注，d1 卡铂：AUC 5～6，静脉滴注，d1 每 3 周为 1 周期，3～6 个周期
	(3)卡铂/脂质体阿霉素	卡铂：AUC 5，静脉滴注，d1 脂质体阿霉素：30mg/m^2，静脉滴注，d1 每 4 周为 1 周期，3～6 个周期
	(4)紫杉醇(每周)/卡铂(3 周)	紫杉醇：80mg/m^2，静脉滴注，d1、d8、d15 卡铂：AUC 5～6，静脉滴注，d1 每 3 周为 1 周期，6 个周期
某些情况下	腹腔或静脉紫杉醇/卡铂(Ⅱ～Ⅲ期满意减瘤术患者)	紫杉醇：135mg/ m^2，静脉滴注，3h 或 24h，d1 顺铂：75～100mg/m^2，腹腔注射，d2 紫杉醇：60mg/ m^2，腹腔注射，d8 每 3 周为 1 周期，6 个周期

参考文献

[1]Chouhan J, Gupta R, Ensor J, et al. Retrospective analysis of systemic chemotherapy and total parenteral nutrition for the treatment of malignbant small bowel obstruction[J]. Cancer, 2016, 5(2): 239 - 247.

[2]Yang S, Li S, Yu H, et al. Metronomic chemotherapy with 5 - fluorouracil and cisplatin for in operable malignant bowel obstruction because of peritoneal dissemination from gastric cancer [J]. Curr Oncol, 2016, 23(3): e248 - e262.

[3]李永富，王朝英，罗靖茹，等．化疗联合全肠外营养治疗晚期上皮性卵巢癌伴恶性肠梗阻[J]．临床和实验医学杂志，2020，19(11)：1198 - 1202.

[4]Yonemra Y, Bandou E, Kawamura T, et al. Quantitative prognostic indicators of peritoneal dissemination of gastric cancer[J]. Eur J Surg Oncol, 2006, 32(6): 602 - 606.

[5]Ji ZH, Peng KW, Yu Y, et al. Current status and future prospects of clinical trials on CRS + HIPEC for gastric cancer peritoneal metastases[J]. Int J Hyperthermia, 2017, 33(5): 562 - 570.

[6]Mizrak KD, Nogueras - González GM, Harada K, et al. Risk of peritoneal metastases in patients who had negative peritoneal staging and received therapy for localized gastric adenocarcinoma[J]. J Surg Oncol, 2018, 117(4): 678 - 684.

[7]Sugarbaker PH. Cytoreductive surgery and hyperthermic intraperitoneal chemotherapy in the management of gastrointestinal cancers with peritoneal metastases: progress toward a new standard of care[J]. Cancer Treat Rev, 2016, 48: 42 - 49.

[8]中国抗癌协会胃癌专业委员会．胃癌腹膜转移防治中国专家共识[J]．中华胃肠外科杂志，2017，20(5)：481 - 490.

[9]Wu X, Li Z, Li Z, et al. Hyperthermic intraperitoneal chemotherapy

plus simultaneous versus staged cytoreductive surgery for gastric cancer with occult peritoneal metastasis[J]. J Surg Oncol，2015，111(7)：840 - 847.

[10]Yonemura Y，Canbay E，Li Y，et al. A comprehensive treatment for peritoneal metastases from gastric cancer with curative intent[J]. Eur J Surg Oncol，2016，42(8)：1123 - 1131.

[11]刘书尚，刘克，刘震，等．减瘤手术对胃癌腹腔内种植转移患者生存时间的影响[J]. 中华胃肠外科杂志，2016，19(1)：37 - 40.

[12]Dong Y，Ma S，Yang S，et al. Non - curative surgery for patients with gastric cancer with local peritoneal metastasis：a retrospective cohort study[J]. Medicine (Baltimore)，2016，95(49)：e5607 - e5614.

[13]Kim DW，Park DG，Song S，et al. Cytoreductive surgery and hyperthermic intraperitoneal chemotherapy as treatment options for peritoneal metastasis of advanced gastric cancer[J]. J Gastric Cancer，2018，18(3)：296 - 304.

[14]Shitara K，Mizota A，Matsuo K，et al. Fluoropyrimidine plus cisplatin for patients with advanced or recurrent gastric cancer with peritoneal metastasis[J]. Gastric Cancer，2013，16(1)：48 - 55.

[15]Shirao K，Boku N，Yamada Y，et al. Randomized Phase Ⅲ study of 5 - fluorouracil continuous infusion vs sequential methotrexate and 5 - fluorouracil therapy in far advanced gastric cancer with peritoneal metastasis (JCOG0106) [J]. Jpn J Clin Oncol，2013，43(10)：972 - 980.

[16]Nakayama I，Chin K，Matsushima T，et al. Retrospective comparison of S - 1 plus cisplatin versus S - 1 monotherapy for the treatment of advanced gastric cancer patients with positive peritoneal cytology but without gross peritoneal metastasis[J]. Int J Clin Oncol，2017，22(6)：1060 - 1068.

[17]Masuishi T，Kadowaki S，Kondo M，et al. FOLFOX as first - line therapy for gastric cancer with severe peritoneal metastasis[J]. Anticancer Res，2017，37(12)：7037 - 7042.

[18] Hara H，Kadowki S，Asayama M，et al. First - line bolus 5 - fluorouracil plus leucovorin for peritoneally disseminated gastric cancer with massive ascites or inadequate oral intake[J]. Int J Clin Oncol，2018，23(2)：275 - 280.

[19] Ohnuma H，Sato Y，Hirakawa M，et al. Docetaxel，cisplatin and S - 1(DCS) combination chemotherapy for gastric cancer patients with peritoneal metastasis：a retrospective study[J]. Cancer Chemother Pharmacol，2018，81(3)：539 - 548.

[20] Yamaguchi H，Kitayama J，Ishigami H，et al. A phase 2 trial of intravenous and intraperitoneal paclitaxel combined with S - 1 for treatment of gastric cancer with macroscopic peritoneal metastasis [J]. Cancer，2013，119(18)：3354 - 3358.

[21] Yonemura Y，Elnemr A，Endou Y，et al. Effects of neoadjuvant intraperitoneal/systemic chemotherapy (bidirectional chemotherapy) for the treatment of patients with peritoneal metastasis from gastric cancer[J]. Int J Surg Oncol，2012，2012：148420.

[22] Kitayama J，Ishigami H，Yamaguchi H，et al. S - 1 plus intravenous and intraperitoneal paclitaxel for gastric cancer with peritoneal metastasis[J]. Gastrointest Cancer Res，2012，5(3 Suppl 1)：S10 - S13.

[23] Kanazawa Y，Kato S，Fujita I，et al. Adjuvant chemotherapy with S - 1 followed by docetaxel for gastric cancer and CY1P0 peritoneal metastasis after relatively curative surgery[J]. J Nippon Med Sch，2013，80(5)：378 - 383.

[24] Ishigami H，Kitayama J，Kaisaki S，et al. Phase Ⅱ study of weekly intravenous and intraperitoneal paclitaxel combined with S - 1 for advanced gastric cancer with peritoneal metastasis[J]. Ann Oncol，2010，21(1)：67 - 70.

[25] Chan DY，Syn NL，Yap R，et al. Conversion surgery postintraperitoneal paclitaxel and systemic chemotherapy for gastric cancer carcinomatosis peritonei. Are we ready? [J]. J Gastroinest Surg，2017，21(3)：425 - 533.

[26]Cho H, Ryu MH, Kim KP, et al. Phase I/Ⅱ study of a combination of capecitabine, cisplatin, and intraperitoneal docetaxel (XP ID) in advanced gastric cancer patients with peritoneal metastasis[J]. Gastric Cancer, 2017, 20(6): 970-977.

[27]Bae WK, Park MS, Lee JH, et al. Docetaxel-loaded ther moresponsive conjugated linoleic acid - incorporated poloxamer hydrogel for the suppression of peritoneal metastasis of gastric cancer[J]. Biomaterials, 2013, 34(4): 1433-1441.

[28]Kinoshita J, Fushida S, Tsukada T, et al. Comparative study of the antitumor activity of Nab - paclitaxel and intraperitoneal solvent-based paclitaxel regarding peritoneal metastasis in gastric cancer[J]. Oncol Rep, 2014, 32(1): 89-96.

[29]朱正纲，汤睿，燕敏，等．术中腹腔内温热化疗对进展期胃癌的临床疗效研究[J]．中华胃肠外科杂志，2006，9(1)：26-30.

[30]Fujimoto S, Takahashi M, Mutou T, et al. Successful intraperitoneal hyperthermic chemoperfusion for the prevention of postoperative peritoneal recurrence in patients with advanced gastric carcinoma[J]. Cancer, 1999, 85(3): 529-534

[31]Ji ZH, Peng KW, Yu Y, et al. Current status and future prospects of clinical trials on CRS+HIPEC for gastric cancer peritoneal metastases[J]. Int J Hyperthermia, 2017, 33(5): 562-570

[32]Wu X, Li Z, Li Z, et al. Hyperthermic intraperitoneal chemotherapy plus simultaneous versus staged cytoreductive surgery for gastric cancer with occult peritoneal metastasis[J]. J Surg Oncol, 2015, 111(7): 840-847.

[33]Yonemura Y, Ishibashi H, Hirano M, et al. Effects of neoadjuvant laparoscopic hyperthermic intraperitoneal chemotherapy and neoadjuvant intraperitoneal/systemic chemotherapy on peritoneal metastases from gastric cancer[J]. Ann Surg Oncol, 2017, 24(2): 478-485.